易学、易记、易考、易用

中医基础理论四易口诀

主编　冷洪岩　周宿志
主审　周礼伯

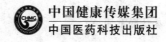

中国健康传媒集团

中国医药科技出版社

内容提要

　　《中医基础理论四易口诀》配合高等医药院校中医教材，将中医基础理论按考试和临床的要求内容编成口诀，采用口诀与注释相结合的形式编成。

　　本书口诀紧扣教材，便于读者记忆、理解，对考试和临床实践均有帮助。适合于教学之需、自学之需、考试之需与临床之需，易学、易记、易考、易用，故名《四易口诀》，使中医药院校学生、临床中医师、中药师及中西医结合医师学习中医知识变得易懂而好学。

图书在版编目（CIP）数据

中医基础理论四易口诀 / 冷洪岩，周宿志主编. —北京：中国医药科技出版社，2017.10
ISBN 978 - 7 - 5067 - 9456 - 5

Ⅰ.①中…　Ⅱ.①冷…　②周…　Ⅲ.①中医医学基础　Ⅳ.①R22

中国版本图书馆 CIP 数据核字（2017）第 185791 号

美术编辑　陈君杞
版式设计　张　璐

出版　**中国健康传媒集团** | 中国医药科技出版社
地址　北京市海淀区文慧园北路甲 22 号
邮编　100082
电话　发行：010 - 62227427　邮购：010 - 62236938
网址　www. cmstp. com
规格　787 × 1092mm ¹⁄₁₆
印张　9
字数　199 千字
版次　2017 年 10 月第 1 版
印次　2019 年 11 月第 2 次印刷
印刷　三河市双峰印刷有限公司
经销　全国各地新华书店
书号　ISBN 978 - 7 - 5067 - 9456 - 5
定价　25.00 元

获取新书信息、投稿、为图书纠错，请扫码联系我们。

序

随着近代高等中医药院校的建立，为适应中医药教育和临床的需要，先后由国家组织全国著名中医药学专家编写出版了系统的中医药类高等教材。周礼伯团队所编的《中医学四易口诀》就是根据这套高等教材中的中基学、中药学、针灸学、方剂学、诊断学、内科学、妇科学、儿科学、外科学、眼科学、耳鼻喉齿科学等学科的内容，系统地编成了口诀，后列注释。口诀包含的内容紧贴教材，顺诀释义便能理解、熟悉教材；若能进一步诵记口诀，便能促其熟练掌握教材内容。

因本套口诀易学、易记、易考、易用，按此诀背记、对照教材理解，可助学员熟练中医的理、熟练中医的证。

此套口诀把中医复杂而深奥的理论用现代语言浅显易懂、提纲挈领地表述了出来，让中医古老的语言用现代人能够理解方式去学习理解、掌握运用，势将获得良好效果。

基础熟练，四诊合参后，马上就能准确辨证，用方组药切中病情，丝丝入扣，疗效突出，这是优秀中医师必备的能力。

此本《中医基础理论四易口诀》顺诀释义即可弄懂掌握，贴贴切切实用于考试与临床，让学习者极易将中医的理、法、药融为成整体，这对于继承、弘扬中医学，促进祖国医学的广泛传播与发展，培养国内外中医优秀人才，无疑会起到十分积极的作用。

对此，我甚感欣慰，乐于为之作序。

成都中医药大学教授　李大琦

前　言

　　本书按照《中医基础理论教材》要求，再参考高等院校毕业试题、研究生入学考试题和执业医师考试题中的知识要点和临床都必须掌握的相关知识的重点、难点、疑点等进行了揉融综合，尽量将诸多知识结合点嵌融入了本书口诀的内容中，进行了创新编写，并结合编者的临床实践，广泛接受了国家级、省级高端精品课程教学导师和资深临床专家的修改意见，以及对各种考试要点都非常熟悉的一线教学导师的指导意见，再据此基础将口诀进行精化、简化、实用的凝炼，采用口诀与注释相结合的形式编写而成。本书口诀内容具有忠实性、实用性和科学性。

　　此书适合于教学需要、自学需要、考试需要和临床需要。

　　口诀具有"新、齐、精、韵、灵"的特点。

　　"新"是创新、新颖，不拘于前人，皆属创新编写，清楚易记，不易混淆，尤宜考试与临床。

　　"齐"是齐而博，对凡属临床必需之内容，都进行了新编，齐博而忠实，与前人编的口诀不一样，忠实于教材的核心内容而临床好用。最大限度地减少了易引起混淆及歧义之处，以纯洁记忆，提高记忆质量。

　　"精"是精辟、简洁，不含与临床意义疏远的东西，能助学习者铭记关键内容，以利区别运用或考试。"韵"是押韵，采用人们习惯七言字诀，力求押韵，好读易记。

　　"灵"是灵活，记得准而用得准，只有在用得准为前提之下的灵活，才能为学习者在未来的临床上提供极佳的知识储备。

　　概言之，本诀有三大优势：一是口诀内容紧贴了高等教材的内容，顺诀释义，即可掌握高等教材书中内容；二是纯洁了记忆，通过学习本书可对教材内容了如指掌；三是方便学习，适用于考试与临床。

　　建议读者采用"定背、声背、熟背、节背、牢背、复背、灵背"

的方法。

具体讲就是：

①诵记前，您应先将决定要记熟的内容确定下来（对长段者要按意群去预读，决定一口气应该到何处停顿，在此停顿处划上停顿号，以后每次朗诵到此为止），此为固定背记，即定背。

②开始朗读，以自己能听清楚的音量为度，即声背。

③将此"一口气内容"反复读，无重字、错字、漏字、添字而又快速准确，谓读熟。熟到刚读完上句，而下句就能顺利读出，则已到能背记的程度，谓熟背。

④此"一口气内容"读熟后，再接读"下一口气内容"。切记："上一口气的内容"未读熟时，则千万别慌读"下一口气内容"。此为按计划地有节制地背记，即节背。

⑤读熟后一定要接着背，否则很快会忘掉。可在另一张不易磨烂的纸上把已能背记之句的"句头"写上（"句中其余内容"用省略号），看着"句头"把整个内容流畅地背读无误，反复背记，则可牢记，即牢背。

⑥刚记过的内容可能几秒钟后即忘，所以要反复背记，即复背。

⑦安排好每天所要背记的内容，没完成当天规定的内容即没完成学习任务。

⑧要有声朗读背记，绝不可不出声音。

⑨待在临床或考场上，遇到问题就能马上联系到相关知识内容，而迅速地将主诉症状和望、闻、问、切四诊所得资料与辨证分型、理法方药等轻松、准确、自然地联系起来，这就已达到了"灵背"的程度。

书中不当之处，敬望学者和同仁指教。

谨对审核此书的成都中医药大学李大琦教授和周礼伯医师深表谢意！

编者　冷洪岩　周宿志

目　　录

绪　论

一、中医学的学科属性

> 中医药理论与实践，疾病转化规律变，
> 预防诊治康复健，自然人社交融点，
> 生理天地数理化，健康亚健康病患，
> 形态结构和机能，生长壮老已之鉴。

注

中医学是以中医药理论与实践经验为主体，研究人类生命活动中健康与疾病转化规律，及其预防、诊断、治疗、康复和保健的综合性科学。

中医学的学科属性是以自然科学知识为主体，与人文社会科学等多学科知识相交融的综合性医学科学知识体系。中医学具有自然科学的属性，自然科学包括：生命科学、天文学、地球科学、数学、物理学、化学、自然科学就是研究自然界各种物质的形态、运动、变化和发展规律或本质的学科，而自然科学分类下的生命科学是研究有机体的构成，生命现象发生发展规律的科学。

中医学是生命科学的组成部分，它研究的对象是人：健康人、亚健康人和患者，主要是探讨人体的形态结构、生理机能、生长壮老已的生命规律、病理变化和疾病的防治规律等，鉴此，中医学具有自然科学的属性。

中医学还具有人文社会科学的属性：社会科学是用科学方法研究人类社会的种种现象的各学科总体或其中任一学科，主要含有：人类学、社会学、经济学、政治学、伦理学、历史学、心理学、教育学、管理学、法律学等。

中医学以人－自然－社会（心理）为医学模式，强调"以人为本"，人有自然物质（生物）属性，又有人的社会属性，人类的疾病与健受社会环境的影响，人本身的社会地位、经济条件、文化因素、人际关系等的变化会影响人的心身功能。

二、中医理论体系的形成

> 中医理论战秦汉，社会文化科技奠，
> 医药实践古哲学，理论形成与发展，
> 直接观察整体观，标志内难神草寒。

注

中医理论体系的形成，最早是在春秋战国时期，到秦汉之际，由于社会的变革和学术的百家争鸣，为中医学理论体系的形成奠定了社会文化基础。

有4个方面的因素：

①社会文化基础。

②科学技术基础。

③医药实践基础。

④古代哲学思想对医学的渗透，使中医理论形成了系统化、理论化，并得到不断地发展延续。

中医理论体系形成的方法是直接观察法和整体观察法。从活着的人去观察他生存的环境和对外界的反应，运用当初已知的解剖知识，运用精气、阴阳、五行学说进行比类推理，去获得认识人体生命活动规律的整体思辨理论。

中医理论形成的标志是4本书：①春秋战国时期《黄帝内经》，②汉以前出版的《难经》原名：《黄帝八十一难经》，③《神农本草经》，④张仲景《伤寒杂病论》。

注意：对口诀中高度浓缩字句的顺诀释义，以助您能高度记忆，深刻理解及熟练掌握。

三、中医学中重要典籍

现存最早之医书，《五十二方》长沙出。
扁鹊最早用"四诊"，齐闵王病发情绪。
晋王《脉经》寸口法，二十四脉形态括。
晋皇甫谧《甲乙经》，第一针灸专著发。
《诸病源候》巢元方，第一病因证机著。
药王千金千金翼，南宋陈言《三因》书。
刘张李朱金元时，刘寒凉派张攻邪，
李杲补土朱滋阴，四家治法大有别。

明清温病大发展，景岳献可命门唤，
清吴有性《瘟疫论》，叶桂《温热论》四段，
薛雪《湿热条辨》著，吴瑭《条辨》三焦变。
一五七八明本草，一八九二种药鉴，
十六部书六十类，中药医著首创刊。
《古今医统》徐春甫，二百三十多部全。
《证治准绳》王肯堂，临床医学丛书篇。
清朝《古今图书集》，《医宗金鉴》清吴谦，
《医林改错》王清任，《医学衷中…》锡纯撰。

注

现存最早的第一部医书是长沙马王堆汉墓出土的《五十二病方》，记载病名103种，涉及内、外、妇、儿、五官等范围，记载了247种药名，283个药方。《史记·扁鹊仓公列传》记载扁鹊最早用"望、闻、问、切"四诊看病。《吕氏春秋》记载文贽医师给齐闵王治病用的是情绪疗法，是最早的心理疗法，以激怒的方法治愈了齐闵王的忧思病。

晋代王叔和著《脉经》，记录了24种病脉的脉象形态及其所主病证。

晋代皇甫谧著《针灸甲乙经》，是第一部针灸学专著。

隋代巢元方著《诸病源候论》是中医学第一部病因、病机、证候学专著。

唐代孙思邈药王著《备急千金方》、《千金翼方》是中医学最早的医学百科全书。

南宋·陈言（陈无择）著《三因极一病证方论》（简称《三因方》）。

金元四大家：寒凉派刘完素著《素问玄机原病式》，攻邪派张子和著《儒门事亲》，补土

派李杲（东垣）著《脾胃论》，滋阴派朱丹溪著《格致余论》。

到明清时期又有温病学方面的创新。而现代命门学说的发展是张景岳著《景岳全书》，命门学说的代表人物还有赵献可。

清·吴有性，字又可，著《瘟疫论》，创"戾气"学说。叶桂，字天士著《温热论》，提出温病发展规律为卫、气、营、血4个阶段，治有各法。

薛雪著《湿热条辨》创立了温病学说的湿热病因理论。

吴瑭著《温病条辨》，创立了温热病的三焦辨证理论。这使得温病学说逐渐走向了系统与完善。

明·李时珍著《本草纲目》是1578年刊出，载药1892种，分为16部书，60类，为驰名中外的中药学巨著。

徐春甫著《古今医统大全》，辑录了230余部医籍，是中医学全书。明·王肯堂著《证治准绳》，为临床医学丛书。清朝·陈梦雷著《古今图书集成医部全录》，是著名的中医学类丛书。清朝中医名书有吴谦著《医宗金鉴》、王清任《医林改错》、张锡纯《医学衷中参西录》。

四、中医学理论的基本内容

中医理论内容是：藏象经络和体质，
精气血津液与神，病因发病病机治。

注

中医学理论的基本内容有：藏象，经络，体质，精气血津液神，病因，发病，病机，防治等理论。

五、中医学理论体系中的唯物观

中医学的唯物观，形神相依不离间②，
人禀天地之气生①，精气本是生命原，
气机升降出入运，气化阴阳精气转。
疾病可知又可防③，患病早治防传变。

注

中医学理论体系中的唯物观体现在：承认世界是物质的：天为积阳，地为积阴。万物产生是天地之间阴阳二气相互交感运动变化的结果，是精气运动变化的结果。

人禀天地之气生，形与神俱，密不可分。气是生命活动的本源物质，有很强的生命力，有一定的遗传性且常先生身而后存在。

气机的升降出入运动就是气化。气化是阴阳精气运动变化及其伴随而发生的能量转化，生物体生死变化是由其内部的阴阳、升降出入矛盾运动所决定的。

形神相依，不能分离②，人禀天地之气而生①，精气是生命的本原，因此，疾病是可知又可预防的③，患病应早治疗，防止传变。

注意：

为便于考试与临床，本诀遵照高等教材的内容编成，学习者对照教材中相关内容，顺诀释义即可弄懂其义。将该科口诀记熟，就熟练掌握了该科。个别内容的顺序与教材有变，但不会造成理解困难。

六、中医学理论体系中的辩证观

中医学的辨证观，正治反治标本缓（急），
病治异同当灵活，异法方宜具体辨。

注

中医学之辨证观念体现在：正治，反治，标本缓急，同病异治，异病同治，异法方宜等具体辨证施治方面。

七、中医学的两大基本特点

中医学有两特点，辨证论治整体观。
整体统一完整性，人体有机整体联，
各部功能相协用，病理互相影响见。
五脏中心一体观，通过经络系统联。
阴平阳秘制生化，局部整体相互参。
精气血津液生成，促维脏腑脏腑产。
人身三宝精气神，形体精神一体观，
病变诊断和防治，康复保健整体看，
联系辨证发展动，活人疾病在动变。
人与自然社会联，节气昼夜地方变，
社会心理和七情，诊断治疗用药鉴。
因人因时因地宜，用热远热寒远寒。

单个表象叫症状，证候概括病阶段，
全面深刻准确地，揭示疾病本质反，
病是疾病总过程，病因机理规律转，
病证要素体征症，体征症状病证反，
反应某类病本质，或者疾病某阶段。
各阶段的证候群，贯串叠合病程全。
疾病证候组合成，同证不同病程见。
辨证先要四诊全，资料症状体征看，
分析综合辨阴阳，病因病性病位点，
以及邪正之关系，概括判断某证唤。
以此结果定治法，法对方正救病患。
辨证定治前提据，论治治法和手段；
认识解决病过程，理论实践之体现，
理法方药具体用，方证相对原则鉴。
因证立法法选方，据方施治解疑难。
辨证论治的实质，证同治同证异变。

注

中医学的两个基本特点是：整体观念和辨证论治。

1. 整体观念：整体就是统一性和完整性。

（1）人体本身的统一性和联系性。中医学认为：人体是一个统一的有机整体，构成人体的各个组成部分之间，在结构上是不可分割的，人体的各部分在功能上是相互协调、相互为用的，在病理上是相互影响着的。

（2）五脏一体观：人体以五脏为中心，构成五个系统，通过经络系统，把五脏、六腑、五体、五官、九窍、四肢百骸等全身组织器官联系成有机的整体，并通过精、气、血、津液的作用，来完成机体统一的功能活动。固然，脏腑又产生精气血津液，并完成精气血津液的运行、输布、储藏和代谢。

对人身三宝精气神，中医学持"形神一体观"。整体观念还体现在"阴平阳秘"、"制则生化"的动态平衡观和制约观方面。

人体的局部与整体也是辩证的统一：局部的病变反映了整体的情况，整体的病变也可在局部反映出来。如口舌糜烂为心火所致，察舌的情况可知脏腑、气血、阴阳的盛衰，故中医学在阐述人体的生理功能、病理变化，以及对疾病的诊断、治疗时，都贯串着"人体是有机的整体"之基本观点。

（3）中医学认为：人与自然界、与社会与环境的相互关系具有统一性、联系性，要整体统一、联系和谐，这是中医学"天人相应"的整体观。因此，对机体病理变化和诊断防治以及康复都要从整体出发，去诊断、分析、治疗、防治、康复和保健。

中医学认为：人与自然界和社会具有统一性，自然界的季节、气候、昼夜晨昏的变化，地方区域的不同，都能影响人体发生不同的病变。因此，因时、因地、因人制宜是中医治疗学上的重要原则。例如"用寒远寒，用热远热"就是古贤所定的"因时制宜"的治则（如夏用附子则应多考虑）。

（4）人与自然社会环境的统一性，社会环境变化使人在生理上病理上受到影响。剧烈、骤然变化的社会环境对人体脏腑经络的生理功能会产生极大影响，危害健康，发生疾病。

总之，中医学始终地、永远不变地都以活着的人为其观察的对象，即中医学认为"天—人—地"三位一体而以"活人"为核心，认为人是活的、整体的、联系的、运动变化着的，对其病的诊断治疗均应是因时（因时制宜包括时间和时机）、因地（因地制宜包括了地方和环境，环境还应注意大环境和局部环境）、因人而变化着的。

2. 辨证论治：辨证论治是将望、闻、问、切（一枕三指）四诊合参，将四诊所收集的资料、症状和体征，通过分析、综合，首辨阴阳，辨明疾病的病因、性质、病位病势、传变规律，以及邪正之间的关系，概括、判断为某种性质的证。以此辨证的结果，确定相应的正确的治法，给出正确的方药，方与证（症）要相符、相对、正确，这叫论治，又叫施治。故辨证是决定治疗的前提和依据，论治是治疗疾病的方法和手段。

因此，辨证论治的过程，就是认识疾病和解决疾病的过程。辨证和论治，是诊治疾病过程中相联系而不可分割的两个方面，是理论和实践相结合的体现，是理法方药在临床上的具体运用，是指导中医临床工作的基本原则，以资可鉴。这个过程中的原则是：因证立法，依法选方，据方施治。辨证论治的实质是：证同治亦同，证异治亦别，同病异治，异病同治。急则治标，缓则治本，标本同治，先标后本，灵活施之。注重病、证、症的联系区别。

第一章　中医学的哲学基础

第一节　精气学说

一、精气学说是构成宇宙的本原

> 广义精气气同义，宇宙万物原物质。
> 狭义之精专指气，精粹成人本原质。
> 气在古代哲学中，运动无形微物质。
> 精生万物天地感，阴阳和合作阐释。
> 精气有形无形在，实体为形弥散气。

注

广义的精气，又称精。在中国古代哲学中，是一种充塞宇宙之中不断运动且又无形可见的精微物质。精与气同义，也指宇宙万物所生成的原始物质。狭义之精专指"气"中的精粹部分，认为是构成人类的本原。

气在古代哲学中，指存在于宇宙之中的不断运动且无形可见的极精微的物质。精气学说认为：精气生万物。古代哲学家常用天地之气交感，阴阳二气和合来作阐释。"天地感而万物化生"。

精气有"有形"与"无形"两种不同的形式存在：实体为"有形"，即精气处于凝聚而稳定的状态。有形之物为气凝聚而成。"无形"即精气处于弥散而运动的状态，充塞于无垠的宇宙空间，是精气的基本存在形式。习惯上将：弥散状态的气称为"气"，有形质的实体叫"形"。

二、精气的运动变化

> 一切变化精动果，气运升降出入机。
> 气运宇宙变气化，前提条件运动启。
> 气化运动包含着，气运动的各形式。
> 气形形形气气转，有形之体更新致。

注

自然界一切事物的纷繁变化，都是精气运动的结果。精气的运动叫气机，有升、降、出、入（升降聚散）等形式。气的运动产生宇宙各种变化的过程叫气化。气的运动是产生气化过程的前提和条件，而在气化运动过程中又包含着气运动的各种形式。

气化的主要形式有：

①气与形之间的转化。无形之气交感聚合成有形之物，叫"气生形"。有形之物死亡而消散成为无形之气，叫"形化气"。

②气与气之间的转化。如天气下降为地气，地气上升为天气。

③形与形之间的转化：有形之物在气的推动与激化下相互转化。如冰化水，水化雾霜雪等。

④有形之体和自身的不断更新变化：如植物的生长化收藏，动物的生长壮老已。总之，化与变是气化的两种不同类型。即"物生谓之化，物极为之变"。

三、精气是天地万物的中介

> 万物生成原精气，万物充斥无形气，
> 无形气入有形体，形气交换各形式，
> 精气天地万物间，作用联系中介质。
> 精气使物相感应，形由气化气充形，
> 气能感物物则应，有形无形相感应。

注

精气是天地万物生成的本原，天地万物之间又充斥着无形之气，这无形之气能渗入有形实体，与有形实体中的气进行各种形式的交换活动；因而精气可为天地万物间相互作用，相互联系的中介性物质。

精气使万物相感应，形由气化，气充形间，气能感物，物感则应，故以气为中介，有形之物间与无形之气间，不分远近，皆能相互感应。

四、天地精气化生为人

> 人类阴阳精气生，气散则死气聚生。

注

人类由天地阴阳精气交感化合而生，人不仅有生命还有精神活动。气聚则生，气散则死。人的生命过程就是气的聚散过程。

五、精气学说在中医学中的应用

> 精是命原气维系，脏腑形体窍精生，
> 人体功能依靠气，推动调控健康平。
> 中医精气液态精，构成维持人生命。
> 先后天精生命物，推调人体气与神。
> 气可感传命信息，气运推调维生命，
> 气运停止命停止。精气中医整体认，
> 人与自然和社会，生理病理疾病整。

注

中医学认为精（又称精气）是生命的本原，靠气来维系。人体的脏腑、形体、官窍是由精气化生的"同源异构体"，它们互相联系。人体功能依靠气的推动，调控以保持人体健康平衡。

中医学的精（或称精气）是脏腑中的液态精华物质，是构成并维持人的生命的最基本的物质。包括父母遗传的生命物质，叫先天之精；从水谷而来的后天之精。两者是生命的最基本的物质，推动和调控人体生命的气与神。

中医学的气理论是说：气是人体内生命力很强、不断运动且无形可见的极细微物质，是人体重要组成部分。气的不断运动，推动、调控、维系着人体生命进程。气可感受传递人体生命信息，气运停止则生命停止。精气学说使中医产生了同源性思维和相互联系思想，构建了中医整体认识观。

　　人体自身的完整性和联系性，人与自然和社会及环境的统一性、完整性和联系性。使得中医能从自然和社会的角度，全方位的研究人体的生理、病理及疾病的整体思路出发去防治。

第二节　阴阳学说

一、阴阳学说概述

　　　　　　阴阳关联物现象，对立统一概念框；
　　　　　　对立关联物属性，无限可分转化酿。
　　　　　　阴静内守降寒暗，阳动外向升热亮；
　　　　　　凝聚滋润抑制阴，推动温煦兴奋阳。

注

　　①阴阳学说认为世界是物质的，阴阳是对自然界相互关联的某些事物和现象的对立双方的概括，即框含有对立统一的概念。故阴阳学说认为：世界是物质性的整体，世界本身是阴阳二气对立统一的结果。如昼与夜，炎热与寒冷等，都包含着阴和阳的相互对立又统一的矛盾运动。

　　②阴和阳代表着相互对立又相互关联的事物或现象的两个方面，如两者不是一双相互关联的事物，不能分阴阳：如水与血不能分阴阳，而水与火分阴阳是因两者是对立统一的则可以分阴阳。

　　阴阳属性有绝对性和相对性之分。若事物的总体属性没有变，或比较的对象或层次没有变，那么，它的阴阳属性是固定不变的。事物阴阳属性的绝对性，主要表现在其属阴属阳的不可变性，就是说，它具有不可反称性。如水与火，水属阴，火属阳，其阴阳属性一般是固定不变的，不可反称的。水无论多热，只要比较对象是火，水也是属阴。火无论多弱，对水来说，也为阳。

　　所以《灵枢·阴阳系日月》说："阴阳者，有名而无形"。阴阳学说中的阴阳只是抽象的属性概念，不指具体的事物。阴和阳代表着相互对立又相互关联的事物或现象的两个方面：阴和阳代表着相互对立又相互关联的事物或现象的属性（如气化和成形），而这一属性是相对的。这种相对性表现在两个方面：一为无限可分性，二为在一定条件下可互相转化（即阴阳相互转化和无限可分性）。如昼为阳、夜为阴，上午为阳中之阳，下午为阳中之阴。三是阴阳的比较对象发生了改变，则事物的阴阳属性发生改变。

　　《内经》说："阴阳者，数之可十，推之可百，数之可千，推之可万，万之，不可胜数，然其要一也"。就是说，阴阳可无限，可以有亿万阴阳，分开分析是亿万阴阳，合起来就是一个阴阳。万病都在阴阳中，最终要合一、归一。

　　阳就是动，动则生阳、生气（也耗气）、生卫；动则兴奋、气行滑利而旺盛。阴就是静，就是柔静。静则生阴（生阴则蓄气）、生形，生成人体的形质。静则抑制，气行缓慢而虚弱。

　　一般地说，凡是运动着的、外向的、上升的、温热的、明亮的，都属于阳。阳主气化，凡是静止着的、内守的、下降的、寒冷的、晦暗的，都属于阴。将此阴和阳的相对属性引入中医学领域，则对于人体具有推动、温煦、兴奋、干燥等作用的物质和功能，皆属于阳；对于人体具有凝聚、滋润、抑制、清淡等作用的物质和功能，统属于阴。

二、阴阳学说的基本内容

阴阳学说一体观，对立制约，
互根用，消长、转化自和平，阴阳交感互藏中。

注

阴阳学说的基本内容如下：

①阴阳学说的普遍性和相对性。阴阳是对自然界中相互关联的事物和现象的对立双方的概括，它既可代表两个相互对立的事物，又可代表同一事物内部存在的相互对立的两个方面。

阴阳的这种关系存在于宇宙间的任何事物和现象中，此即阴阳学说的普遍性；另一方面，阴阳的相对性既指阴阳在一定条件下可相互转化，又指事物的无限可分性。

自然界一切事物或现象都存在着相互对立的阴阳两个方面，阴阳既是对立的，又是统一的，统一是对立的结果，此结果即取得了动态平衡，称之为"阴平阳秘"（此指阴阳的消长平衡关系正常，亦即阴精和阳气应保持其对立统一的协调关系），在人体，即为健康。

②互根用即阴阳的互根互用。此亦常说"阴在内，阳之守也。""阳者卫外而为固，阴者藏精而起亟"。亟：频频，频数，屡次。频繁地起而与阳相呼应而达到阴平阳秘以保持健康。

阴和阳是对立统一的，二者既互相对立，又互相依存、互根为用，任何一方都不能脱离另一方而单独存在。如没有上，也就没有下。阴阳之间这种互相依存的关系，称为阴阳的互根互用。

如两者失去互为依存的条件，即为孤阴、独阳，事物就不能再生化和滋长了。此亦即"阴阳离决，精气乃绝"，是指阴阳的依存关系的破坏。

③阴阳的消长平衡是说：阴和阳之间不断处于"阳消阴长"或"阴消阳长"的互为消长的运动变化之中，消长是绝对的，平衡是相对的，但决不能忽视相对平衡的重要性。"动极镇之以静"依据的是阴阳的对立制约规律。消长失衡，即为病理状态，因此，阴阳偏衰的治疗原则是补其不足。

④阴阳的相互转化，此转化必须具备一定条件。条件具备，阴可以转化为阳，阳可以转化为阴。阴阳的相互转化，一般都表现在事物变化的"物极"阶段，即"物极必反"。如"寒极生热，热极生寒""重阴必阳，重阳必阴"。

⑤阴阳交感与互藏：阴阳交感是指阴阳二气在运动中相互感应而交合，发生相摩、相错、相荡的相互作用。阴阳交感是宇宙万物赖以生成和变化的根源。

阴阳互藏是阴中有阳、阳中有阴，阴阳双方任何一方都离不开另一方而独立存在，是一方包含着另一方的。阴阳互藏是阴阳双方交感合和的动力根源，是万物发生发展的根源。

⑥阴阳自和与平衡是阴阳的本性，是双方向最佳目标的发展和运动，是维持事物或现象协调发展的内在机制。阴阳自和是阴阳的深层次运动规律，此可提示人体疾病自愈的内在变化机制。

三、阴阳学说在中医学中的应用

阴阳学说中医中，说明人体生理如下所述。

组织结构病理变，诊治疾病原则宗。

阳胜则热、胜阴病，阴盛则寒、胜阳病，

阳虚则寒、阴虚热，阴阳互相造成损。

阴平阳秘对统衡，偏衰补其不足拯。

寒极生热热极（生）寒，动极则镇之以静。

阳病治阴缘阴虚，阴病治阳因阳（虚）损。

风暑火热燥为阳，六淫寒湿属于阴；

诊治疾病分阴阳，治病总求阴阳平。

表热实气属于阳，里寒虚血则为阴；

生理病理四诊药，质轻属阳质重阴，

阴酸苦咸寒凉降，阳辛甘淡热温升。

阴中求阳治阳虚，补阳之时加补阴。

阳中求阴治阴虚，补阴之时要补阳。

益火之源消阴翳，壮水之主制阳光。

注

阴阳学说在中医学中的应用如下所述。

1. 阴阳在人体生理结构方面的应用：体外为阳，体内为阴；背为阳，腹为阴；上半身为阳，下半身为阴；六腑为阳，五脏为阴。五脏器质为阴，五脏功能为阳。心和心的血为阴，心的功能心气为阳。心肺在上为阳，心为阳中之阳（太阳），肺为阳中之阴（少阴）。肝脾肾在下为阴，肝为阴中之阳（少阳），脾肾为阴中之阴，肾为阴中之阴（太阴），脾为阴中之至阴，脾属太阴，太阴为三阴之始而脾叫至阴（见《灵枢·阴阳系日月》）。三焦所属包络诸脏为一腔之大腑器质属阴，三焦之气化功能属阳。督脉行背为阳经，为"阳经之海"。任脉行腹为阴经，为"阴经之海"。

2. 阴阳在生理方面的应用：说明人体生理功能：人体的生理活动为阳，阳者卫外而固；阴者藏精而起亟也（音：器，频频、频数、屡次之意，即阴精要频频起来与阳气相应），阴静就是归根，归根为静，藏阴归根，给生命自主；阴静内守，阳在外固卫，阴平阳秘则身体健康。供给人体生理活动的基础物质为阴。人体的阳气和阴精的相对平衡，是人体健康的体现。肾阴和肾阳是五脏阴阳的根本。

3. 阴阳在病理方面的应用：说明人体的病理变化：阴阳偏盛：是指阴阳的任何一方高于正常水平的病变（阴阳皆长，皆旺）。阴阳偏衰是指阴阳任何一方低于正常水平的病变（阴阳皆消，皆衰）。

阳主表，其气热：阳胜则热，表现为热证：阳邪致病，导致阳偏盛而伤阴的热证，因是阳偏胜则病属实热证。阴主里，其气寒，阴胜则寒，阴偏盛表现为寒证之病属实寒。阳胜则阴病：即阳盛则阴虚，因阳热亢盛则阴液受损（说明了阴阳的消长关系）。阴胜则阳病即阴盛则阳虚，是因阴邪为病易致阳气受虚损。《素问·调经论》说："阳虚生外寒，阳盛生外热；阴虚生内热，阴盛生内寒"。"阳虚生外寒"多指伤寒表证。"阳盛生外热"多指伤寒阳明证。"阴虚生内热"即阴虚火。"阴盛生内寒"即阴寒证。

阴阳用于确定治疗原则：阳虚则寒病属虚寒，是因阳偏衰而阴相对亢盛，治当益火消阴以扶阳抑阴，即"益火之源，以消阴翳"。阴虚则热病属虚热，是阴液不足而不能制阳所致的虚热证，治当壮水制阳，即"壮水之主，以制阳光"。"阴阳互相造成损"即阴损及阳、阳损及阴（此为阴阳依存互根之理）。"阴平阳秘"则对立统一之关系协调而保持健康，阴阳的偏衰则补其不足。

"阳病治阴"的病理基础是阴虚，治当阳中求阴。

"阴病治阳"的病理基础是阳虚，治当阴中求阳。阴偏衰则阳病，治当阳病治阴。六淫之中的寒湿为阴，风暑（火）热燥为阳。

4. 阴阳在疾病诊断方面，在八纲辨证中，表、热、实、气为阳，里、寒、虚、血为阴。阴阳是八纲辨证的总纲。

5. 阴阳在四诊方面的应用①望诊，②问诊，③脉诊：亮光滑润泽黄赤皆为阳；晦暗涩燥浊青白黑都为阴。

6. 阴阳用于确定治疗原则，诊治疾病当首辨阴阳，治疗目的总是应当求得阴阳平衡。阴阳用于药性则为：质轻之药为阳，质重之药为阴。辛甘淡味药为阳，热性和温性药物为阳，升浮发散的药物为阳。酸苦咸味药为阴，寒性和凉性药物为阴，沉降、泻下、收敛、利尿、潜阳镇静之药为阴。

总之，认识明白这些道理后，治病就应求得"阴阳平衡"才是治病的目的。调整就是平衡，就是要圆通。圆通平衡才能和谐。

平衡是阴阳平衡，五行平衡，形气平衡，脏腑平衡，气血平衡，表里平衡，上下平衡，寒热平衡，水火平衡。阴阳通过升降浮沉之法而达平衡，气机通过升降出入之法而达平衡。

治病要达到心肾三焦水火合抱，即"阴平阳秘，以平为期"：即达到阴阳平衡才是治愈的保障。因此，中医师应心中有全局，整体布局，施治要有步骤。病变了治亦随变。分清器质（阴形）症状和阳气（功能）症状的区别。

阴形治愈了有时不代表阳气（气机、功能）的郁滞或虚弱就痊愈了，往往还需治疗调理阳气，以恢复人体的自身调节力、抗病力和修复力，达到圆通平衡。欲达此目的，就应强卫、强胃、强排泄之诸方面功能，以彻底祛除病邪所致的病理产物如食积、气滞、水湿、痰浊、瘀血、内热、癥瘕积聚等等。

关于阴阳的中医经典语言（注意：有的内容是不同出处编在一起的。每个句号，为一个重点）：

1. 天地之道，阴阳而已。在天为气，在地成形，形气相感而化生万物。人生有形，不离阴阳。万物负阴而抱阳。天本阳也，然阳中有阴；地本阴也，然阴中有阳，此阴阳互藏之道。孤阴不生，独阳不长。阴消阳长，阴长阳消。重阴必阳，重阳必阴。

2. 阳化气，阴成形。阴阳离决，精气乃竭。治病者，必明天道地理，阴阳更胜。

3. 生之本，本于阴阳。天地之气莫大于和。和者，阴阳调。……阴阳相接，乃能成和。

4. 阴能制阳，阳能制阴。阴平阳秘，精神乃治。阴阳均平，以充其形。九候若一，命曰平人。阴阳自和者，必自愈。动极者镇之以静，阴亢者胜之以阳。

5. 人身之水火，即阴阳也，及气血也。热极生寒，寒极生热。阳胜则阴病，阴胜则阳病。阳病治阴，阴病治阳。阳虚则外寒，阴虚则内热。阳盛则外热，阴盛则内寒。阳病久必伤阴，阴病久必伤阳。壮水之主，以制阳光；益火之源，以消阴翳。

6. 阴者，藏精而起亟也；阳者，卫外而为固也。阴在内，阳之守也；阳在外，阴之使也。

7. 阳根于阴，阴根于阳；无阳则阴无以生，无阴则阳无以化。

8. 阴不可无阳，阳不可无阴。故物之生也，生于阳；而物之成也，成于阴。清阳出上窍，浊阴出下窍；清阳发腠理，浊阴走五脏；清阳实四肢，浊阴归六腑。

9. 气味，辛甘发散为阳，酸苦涌泻为阴。以药而言，升散辛热为阳，敛降苦寒为阴；行气分者为阳，行血分者为阴；性动而走者为阳，性静而守者为阴。

10. 药物：以药性之阴阳，治人身之阴阳；药性之升降，调人身之升降，则人身之阴阳升降，自和于天地之阴阳升降矣。

第三节　五行学说

一、五行学说的基本概念

木火土金水，酸苦甘辛咸，
青赤黄白黑，肝心脾肺肾，
胆小胃大膀，目舌口鼻耳，
筋脉肉皮骨，怒喜思悲恐，
风暑湿燥寒，生长化收藏，
春夏长秋冬，东南中西北，
角徵宫商羽，呼笑歌哭呻，
握忧哕咳栗，类比五行立。
木曰曲直与柔和，生长升发达舒畅。
火曰炎上热上升，温热升腾事物象。
土爱稼穑种收获，承载生化收纳壮。
金曰从革熔铸变，清洁收敛与胃降。
水曰水湿向下行，趋下滋润和寒凉。

注

五行木火土金水，配合酸苦甘辛咸，五色青赤黄白黑，五脏肝心脾肺肾，六腑胆小胃大膀，五官目舌口鼻耳，形体筋脉肉皮皮毛骨，情志怒喜思悲恐，五气风暑湿燥寒，五化生长化收藏，春夏、长夏、秋冬，五方东南中西北，五音角徵宫商羽，五声呼笑歌哭呻，变动握忧哕咳栗，各相对应，类比五行成立。

木曰曲直、柔和、生长、升发、条达、舒畅。

火曰炎上、发热、上升，温热，升腾，等事物的现象。

土爱稼穑，播种，收获，承载，生化，收纳壮大。

金曰从革、熔铸、变化，清洁，收敛，肃杀与胃降。

水曰湿、滋润、向下、趋下和寒凉。

建议：本节口诀的上段内容不押韵，但必须背记。背熟后就可熟悉五脏与它们的关系了。

二、五行学说在中医学中的应用

五行说明生理功①，五脏互生互制用②；
说明脏腑病理况③，用于诊治疾病中④。
相生相克是规律，克为制约克制宗，
生为生长和资生，生克乘侮常变动。
（相生水木火土金，相克水火金木土；
相生肾肝心脾肺（肾），相克肾心肺肝脾）。
相生传变母子病，母病及子子及母，
实则泻子保母命，虚则补子能养母。
亢害承制谓制化，生我我生相乘侮。
相克太过叫相乘：肝木太过乘脾土。
若反克我叫相侮：肝木侮金把肺侮。
脾土中央灌四傍，土健五脏脏气足。
五脏病变整体调，构建四象体质赋。

见肝有病先治脾，肝肾滋水又涵木，
金水相生补肺肾，培土生金脾肺助，
脾肾阳虚命火衰，应该益火又补土。
抑木扶土调肝脾，培土制水水湿除，
肺失清肃肝火犯，滋肺佐金平肝木。
泻南补北心肾乖，泻心火补肾水除。

注

1. 五行学说用取象比类法和推演络绎法构建了以五脏为中心的五大功能系统。其理解掌握的核心部分是以"五行"配合使用："五行"在口诀中依次相配，如肝系统木配肝、酸、青、胆、目、筋、怒、风、生、春、东、角、呼、握等。

这样，五行学说说明了人与自然关系的统一性（五脏，五体，五志，五季，五色，五方），说明了五脏的生理功能特点，（如：肝木升发条达，心火温煦为阳），还说明了脏腑之间的相互关系：相生水木火土金，相生肾肝心脾肺。相克水火金木土，相克肾心肺肝脾。

2. 五行在中医学中的应用：

（1）五行用于说明脏腑的生理功能和脏腑的相互关系。如肝喜条达，有疏泄的功能；在春天，木有生发的特性，故以肝属木。依次类推。

（2）五行相生是指一事物对另一事物的促进、资生和助长作用。顺序是木火土金水，相邻为相生关系。五脏之间有相互资生、相互制约即相互为用的关系，如肾（水）之精以养肝，肝藏血以济心，肝木的条达可疏泄脾土的壅郁，脾土的运化可制止肾水的泛滥等。

脾土居中央，调节控制位于东南西北四方的木火金水四行，是中土五行模式的特点之一。土生万物，脾土健旺则生，治病健脾胃颇为重要。脾土居中央，土载万物，能"灌四傍"，脾气健旺则四时五脏脏气充足（四时五脏生理助）。中土五行构建了四时五脏理论体系，说明了五脏的生理特性和生理联系，启示并指导了中土五行模式五脏复杂病变的整体调治，构建了太少阴阳四象体质理论（多以居住地分为太阴人、少阴人、太阳人、少阳人、阴阳平和人等体质）。

五行相克是指一事物对另一事物的抑制、约束和拮抗作用。顺序为土水火金木（相间隔的顺序为相克关系）

（3）五行制化。制，制约，克制。化，生化，资助。五行制化是指五行之间相互促进和资助，又相互制约和约束和拮抗，以维持协调平衡的关系。任何一行具有生我、我生，克我，我克的四种关系。五行制化关系，是五行生克关系的相互结合，相生相克是不可分割的两个方面。没有生，就没有事物的发生和成长。没有克，事物就会过分亢盛而为害，就不能保持事物间的正常协调关系。说明脏腑的病理影响情况，"亢则害，承乃制"说明了五行的制化。

相克关系的传变有"相乘"和"相侮"两个方面。五行相克太过（我克制你太过）叫五行相乘；我应来克你却反遭你克叫五行相侮，又叫五行之反克。如肝病传脾叫木乘土，脾病影响肝为土侮木，肝病影响到心称母病及子，因此，用五行来说肝病影响到肾则谓子病及（犯）母，为五行相生关系的传变。肺病传肝为传其所胜，属五行相乘的脏病传变。

（4）五行用于指导疾病的诊断和治疗疾病，确定治疗原则如综合四诊所得，五行所属及生克乘侮的变化有3个规律：①子病犯母，②子盗母气，③子母不足。

根据五行所属及生克乘侮的变化规律来推断病情时，如面见黄色，喜食甘味，脉见缓象，可能诊断为脾病等。

五行治病法有：

①见肝有病先治脾，②滋水涵木。③金水相生。④培土生金。⑤益火补土。

⑥抑木扶土。⑦培土制水。⑧佐金平木。⑨泻南补北。

这些治则在具体应用时有先后主次，如抑木扶土法：肝木旺乘脾土要抑木为主，脾土虚而被木乘要先补脾土。

在治疗疾病时，除了治本脏病变外，还应根据五行的生克制化关系，兼治相应的脏腑，以防传变，达到治疗的目的，如培土生金（五行相生）、扶土抑木（五行相乘）、敦土制水（五行相克）、金水相生（五行相生）等。

3. 五行用于控制五脏疾病的传变。相生者则有生我、我生的关系，如水生木，肾生肝，则为母子关系，若肾病累及肝脏则谓"母病及子"，如脾病及肺，肝病及心；如肝病及肾、肺病及脾则称"子病及母"。故应推知：①扶弱：补母即用治母子关系的虚证（肾阴虚不能养肝则称水不生木或水不涵木）。②抑强：泻子即用治母子关系的实证（肝火实证可泻心火称为"实则泻其子"）。

4. 按照相生规律确定的治法有：①滋水涵木法即滋肾养肝法；②培土生金法即补脾益气而达到补益肺气的方法（补养脾肺法）；③金水相生法即补肺滋肾或滋养肺肾法。

5. 五行用于制订五脏疾病的具体治法。按照相克规律确定的治法有：

（1）抑木扶土法即疏肝健脾法，或叫平肝和胃法或调理肝脾法；

（2）培土制水法即温运脾阳或温肾健脾（益火补土法）以治水湿停聚之病的方法，又称敦土利水法或温肾健脾法；

（3）佐金平木法即清肃肺气以抑制肝木之法，又称泻肝清肺法；

（4）泻南补北法（五行相克），即泻心火滋肾水法，又称泻火补水法或滋阴降火法，因心主火、火属南，肾主水、水属北，故称泻南补北。

在按相生规律确定的治法中，"益火补土法"是指补益命门之火，不是指心火，故此法是温肾阳而补脾阳之法，又称温肾健脾法或温补脾肾法。

多食酸可致肝盛乘脾，多食苦可致心盛乘肝，多食甘可致脾盛乘肾，多食辛可致肺盛乘肝，多食咸可致肾盛乘心。

口诀： 五味过极病，过酸肝乘心，食苦心乘肝，太甘脾乘肾，食辛肺乘肝，咸极肾乘心。

关于五行学说的中医经典语言

（注意：有的内容是不同出处编在一起的。每个句号，为一个重点）：

1. 生中有克，克中有生。亢则害，承乃制，制则生化。

2. 有胜之气，其必来复也。胜至则复，复已而胜，不复则害。

3. 形有盛衰，谓五行之治，各有太过不及也。故其始也，有余而往，不足随之；不足而往，有余从之。子能令母实，母能令子虚。虚则补其母，实则泻其子。

4. 肝劳补心气，心劳补脾气，脾劳补肺气，肺劳补肾气，肾劳补肝气，此疗子以益母也。

5. 五行之理，甚而无以制之，则造化息也。土虚木必摇。

6. 气有余，则制己所胜而侮所不胜；其不及，则己所不胜，侮而乘之；己所胜，轻而侮之。

7. 木郁克土，克阳土则不寐，克阴土则胀。

第四节　中医学的思维方式

中医思维之方式，精气阴阳五行立，
一体思维天地人，形象辨证类推思。
天地人育整体观，气含三者宇宙一，
物质运动阴阳变，时空五脏五行理，
生理病理诊断治，天文气象季节地，
民俗起居情性活，中医生态医学体。
形象思维象测脏，审证求因辨证治。
辨证思维如阴阳，藏象经络和精气，
营卫正邪与标本，升降出入及表里，
寒热虚实变补泻。五行整联辨证思，
多因多层联系运，生理病理资助制。
类推思维类同理，根据已知识未知。

注

中医学的思维方式来源于精气学说、阴阳学说和五行学说，这三大思想作为中医科学共同体的世界观，蕴含并培育了中医学的天地人一体思维方式、形象思维方式、辩证思维方式和类推思维方式。

天地人一体思维方式是：看待任何事物，都把他们置于由天、地、人三大要素构成的宇宙框架之中去分析、衡量，寻找其本质和规律，预测其未来的变化。精气学说用"气"来解释天、地、人宇宙系统的统一（气含三者宇宙一），成为天地人一体思维方式的理论基石。

　　阴阳学说从物质运动方面揭示了天、地、人的形成、变化、发展以及它们之间的关系，把天地人宇宙系统统一于阴阳二气的变化之中。

　　五行理论把整个宇宙系统看为一个按五行法则来构成的庞大五行结构系统，这个结构以五行为中心，以空间结构的方位、时间结构的季节、人体结构的五脏为基本骨架，将自然界天地人的各种事物和现象，按其在五行中的属性进行归纳，奠定了天地人一体思维方式的结构框架。

　　天地人一体观作为中医学的思维方式，指导着对人体生理、病理的认识，渗透于疾病的诊断和治疗措施中。使中医学始终把人体的生理病理变化放在天文、气象、季节、地理条件、民俗民风、饮食起居、情志喜怒哀乐、性格气质，生活的社会地位和社会责任（天文气象季节地，民俗起居情性活）等天、地、人三大要素构成的宇宙框架中去分析和权衡，力求寻找其本质和规律，预测其发展变化，这无疑使中医学成生态医学体系。

　　形象、思维方式是以象测脏、审证求因，如以木的"生长、升发、条达、舒畅"的显著的形象特性去概括原始客体形象的结果，据此作为对人体生理、病理形象的思维素材，以诊断、治疗、疾病判断、预后。

　　辩证思维方式是把客观事物及其人脑中反映的概念，都看成是相互联系、相互制约着的，是运动、变化和发展着的。中医学的辩证思维方式是运用并概括了自然界的对立统一规律的阴阳学说，而为中医研究生命运动的过程、疾病变化规律提供了思维工具和方法。阴与阳在对立中达成统一平衡，使对立思维在一定条件下相互结合为整体。中医理论中的许多概念，如阴阳、藏象、经络、精气、气血、营卫、正邪、标本、升降、出入、表里、寒热、虚实、常变、补泻等，都凝聚着内外矛盾及应对立统一的辩证思想。

　　五行学说使中医理论具有了整体性、联系性的辩证思维方式，使中医学以五脏为中心，多因素、多层次联系和运动变化地去从自然、地理、季节、社会环境、五脏和活着的人为基本结构的天地人一体地考虑人体的生理、病理活动。

　　类推思维方式是根据"类同理同"的原则进行推理，根据已知去认识未识，从同一类事物中求解具有相同的性质、本质特征或共同的联系规律，借此来认识人体脏腑间的生理联系和病理侵害关系。

第二章 精气血津液神

第一节 精 与 神

精含先天水谷殖，精呈液态脏腑藏，
不含血和津液髓。精为生命本原酿，
精分人体脏腑精，液态流脏腑窍养。
先后天生脏腑精，精藏脏腑肾主藏。
精的代谢三过程，生成施泄和储藏。

人体之精繁衍功，脑骨气血神濡养，
气化充足精充盈，精充气足则神旺，
神对精生泄促调，积精全神两得彰。
先后天生脏腑精，脏腑之精脏腑养。

注

精含先天之精、水谷之精和生殖之精。精为生命之本原，分为人体之精和脏腑之精。精以液态形式储存、流注于脏腑之间。精生于脏腑又储于脏腑，又为脏腑之精。

精的代谢有3个过程：生成、储藏和施泄。精的施泄一是濡养脏腑，化气以推动调控脏腑的生理功能；二是化为生殖之精以繁育后代。

人体之精有繁衍功能，与繁衍有关的叫生殖之精。脏腑之精是指能促进生长发育，生髓充脑、养骨、化气化血化神，滋养濡润机体脏腑。

气化充足则精充盈，精充气足则神旺，神对精的化生、施泄起到促进和调节控制的作用。积精才能全神，神旺才能精充，两得益彰。先天之精、后天之精是藏于脏腑之精，脏腑之精也濡养脏腑。

肾藏之精有广义和狭义之精。

狭义之精是指生殖之精，是胚胎发育成生命的物质叫生殖之精，中医叫"天癸"。天癸是指人出生后，先天之精和后天之精相互滋养，肾精渐渐充盛，发育到14～15岁的青春期，体内就产生了一种促进生殖机能成熟的物质叫天癸。

人的生殖能力是由"天癸"来发挥作用：排经排卵、排精、孕育，老年闭经，无精、无性欲是天癸由盛到衰的过程。故治不孕不育、死精、少精、劣精、抗精主要治肾兼治肝，还要治后天的脾胃以增强生化之源；故抗衰老要治肾阴肾阳，强健脾胃。

广义之精是指构成人体的有机整体的最基本的精微物质和营养成分的总体概括。人体的脏腑组织器官，皮毛肌筋骨都是由精这种物质构成的。所以，人的生长壮老已就是精的生命活动的全过程，故精者，生之本也。

眼最能体现精所焕发出的神，眼反映了人体五脏之精：瞳子瞳孔是肾之精所注，黑睛是肝之精所注，眼络、两眼内眦是心之精所注，白精是肺之精所注，眼睑是脾之精所注。眼病及瞳仁之病参见肝脏之病（前述）。

注意：

不可把古代哲学范畴的精与气同人体生命之精气相混淆。古代哲学讲"元气一元论"，人体中只讲"气本一气"说。人体生命由精构成，由气维系。

第二节　气

气阳构体基本物，维持生命活动物①。
来自先天与后天，自然清气组成物②。
推动温煦和防御，固摄气化作用五③。
升降出入四运动，气机调畅健康驻④。
肺气肃降和宣发，肾主蒸腾纳气入，
肝主疏泄气机畅，脾胃气机升降枢。

注

气的基本概念：气在古哲学中指存在于宇宙中的无形而运动不息的极精微物质，是宇宙万物的共同构成本原。气的概念源于"云气说"。云气是气的本始意义。

①气为阳，主动；气是构成人体和维持人体生命活动的最基本的物质。注意气也分阴气和阳气。

②气的生成有三个方面：一是禀受于父母的先天之精气（由肾所藏：元气），二是来源于饮食物中的营养物质（由脾胃之运化而从食物中摄取而化生），三是由肺的呼吸功能所吸入的自然界的清气所组成。

③气的生理功能主要有推动作用、温煦作用、防御作用、固摄作用和气化作用五个方面。

④气的运动叫气机，有升、降、出、入四种基本运动形式。在气的运动中，肺主气的宣发肃降，肾主蒸腾与纳气，肝主疏泄使气机调畅，脾胃为气机升降的枢纽，对气机的升降起着主宰作用。肺主呼气，肾主纳气，肝主升发，肺主肃降，脾主升清，胃主降浊，心火下降使肾水不寒、肾水上济心火使心火不致过旺，都是说气机升降的协调方面。

气机失调就是指气的升降出入异常。升降出入运动之间的协调平衡，叫作"气机调畅"，是人体健康的表现。阴阳属于"象"的范畴。阴阳五行理论具有鲜明的时间性特征。因此，中医以时间为主，以空间为辅。

辨证论治的"证"属"象"的范畴，研究人身病理变化不同阶段的整体表现，而不具有空间定位（即解剖学）的性质，或仅仅有局部空间定位（解剖学）的性质。气具有哲学意义，也具有科学价值。人活一口气：指人活一口阳气。

气是中国古代学术，主要是中国医学养生的伟大发现。没有"气"或放弃"气"的概念就没有经络藏象。藏象经络学说是以"气"为基础建立的。因此，中医学符合医学科学的一个源；西医学是另一个源。

1. 元气

元气先后天精成，根在肾脏原动力，

至达脏腑与肌腠，三焦通道达肌体。

温煦激发脏腑络，推动生长发育殖。

脏腑元气经络气，皆属人体之元气。

元气子时走尾闾，丑走背堂寅玄枢，

卯走夹脊辰陶道，己走玉枕泥丸午，

未走明堂申膻中，酉走中脘戌神阙，

元气亥时归气海。循环全身不停绝。

注

元气（又名原气、真气）根于肾（即为肾中精气所化生，来源于先天之精气与后天水谷精气），是人体最为基本、最为重要的气，是人体生命活动的原动力。故元气是生命之本。

元气循行于全身，内至脏腑，外达肌肤腠理，以三焦为通道，到达作用于机体的各个部分。元气的主要功能是温煦和激发各个脏腑、经络等组织器官的生理活动而推动人体的生长、发育与生殖。

脏腑之气和经络之气（元气、营气、宗气、卫气、中气、阴气、阳气、先天之气、后天之气、肝气、心气、脾气、肺气、肾气、胆气、胃气、心包气、膀胱气、大小二肠之气、经络之气等人体内的一切气）都是元气派生的，皆属于人体元气的一部分。

元气在12个时辰所走的穴位：元气子时走尾闾，丑时走背堂，寅时走玄枢，卯时走夹脊，辰时走陶道，己时走玉枕，午时走泥丸，未时走明堂，申时走膻中，酉时走中脘，戌时走神阙，元气亥时归气海。元气循环走达于全身不停不绝。

2. 宗气

宗气（积）胸贯心肺脉：专走息道行呼吸，

横贯心脉行气血，推心搏调心率律。

注

宗气是积于胸中之气。宗气在胸中积聚之处叫"气海"，又叫"膻中"。宗气由肺吸入的清气和脾胃运化所生成的水谷精气结合而成。故①宗气聚集于胸中，贯注于心肺之脉。②宗气的功能有2个方面：一是走息道以行呼吸，宗气主管声音和言语，③二是贯心脉以行气血；宗气具有推动心脏的搏动、调节心率和心律功能。

3. 营气

营气与血行脉中，水谷精气化生宗，

化生血液营养身，营养脏腑经络功。

注

营气是与血共行于脉中之气，又名"荣气"。因其与血关系密切，可分而不可离，故以"营血"并称。营气与卫气相对而言，卫气属阳，营气属阴，故可称"营阴"。

营气是由脾胃运化所生成的水谷精气中的精华部分所化生而来。营气行于脉中，成为血液的组成部分，故营气可化生血液而营养全身脏腑、经络。故营气既是脏腑、经络等生理活动的营养物质，又是血液的组成部分。

4. 卫气

卫气运行脉之外，水谷之悍化生来，
卫表温养调控腠，活动力强流动快。
营主内守属于阴，卫气属阳主卫外。

注

卫气是运行于脉外之气。卫气与营气相对而言，卫气属阳，故称"卫阳"。故卫气是健康之本。卫气是由脾胃运化所生成的水谷精气中的"慓悍滑疾"的部分所化生而来。卫气的活动力特别强，流动很快疾。

卫气的生理功能有3个方面：

①卫表即护卫肌表以防御外邪入侵；

②温养即温养脏腑、肌肉、皮毛等；

③调控腠即调节控制腠理的开合、汗液的排泄，以维持体温的相对恒定等。卫气的"慓悍滑疾"可开窍醒脑，苏神畅志。

第三节　血

血液的生成、功能及运行

血由营气津液成，脾胃营气肺化生，
精血互生互转化，营养滋润人全身。
构成维持人体物，精神活动物质称。
心肺脉成循环系，血和营气脉中行。
血阴由气推动固摄，心肺肝脾协调平，
还有脉道之通利，血之寒热影响行。

注

逐句释义可知：血主要由营气和津液所组成，血是循行于脉中而有营养的红色液态物质。脾胃运化所生的精微物质是生成血液的物质基础；脾虚不能"受气取汁"，不能"化赤而为血"则血虚。脾气虚而失统摄则出血。

在血液的生成过程中，通过营气和肺的作用而化生为血。故营气和津液是生成血的主要物质。

另外，肝藏血，肾藏精，精和血之间有相互资生和相互转化的关系：血可以化精，精可以化血。肾藏精，精者血之所成。肝藏血，肾藏精不泄，归精于肝而化生精血。

血的生理功能为营养和滋润全身。血液充足，血行和顺调畅则全身脏腑器官协调健康，筋骨强劲，关节通利。血是构成人和维持人体生命的物质基础；血有化神作用，血也是机体精神活动的物质基础。

心、肺和脉构成了血液的循环系统。血必须在脉中运行，才能发挥它的生理效应。血和营气在脉管中循环运行。

血属阴而主静。血的运行，主要依赖于气的推动和固摄作用，才能保证其通畅运行而不逸出脉外。

心脏的搏动使血的运行正常与否，还与肺的宣发和肺朝百脉、肝的疏泄、脾的统血、肝的藏血之功的协调平衡有关，还与脉道之通利和血寒血热之影响有关（故心肺肝脾与血液的循环关系最为密切）。

第四节　津　液

津液正常水液称，构成维持人生命。
津清流布皮肉窍，渗注血脉以滋润。
液稠少流能濡养，（灌）注骨脏腑脑髓等。
津液皆水液来饮食，脾胃运化之功成。
输泄脾肺肾肝小，三焦通道布全身。
多尿大汗大出血，伤津脱液抽搐生。
津液相关脏腑病，停聚水湿痰饮成。

注

津液是机体一切正常水液的总称。体液及正常的分泌物（如胃液、肠液、涕泪等）皆称津液。津液同气和血一样，是构成人体和维持人体生命活动的基本物质。

津是其质较清稀，流动性较大，布散于皮肤、肌肉和孔窍，并能渗注于血脉起滋润作用的体液。液是其质较稠厚，流动性较小，灌注于骨节、脏腑、脑、髓等组织，起濡养作用的体液。

津液来源于饮食水谷，由脾的运化转输，胃的"游益精气"，肺的宣降（肺的输布和排泄叫通调水道），肾的蒸腾气化，肝的疏泄，小肠的吸收，以三焦为通道而输布于全身。

多尿、大出汗、大出血则伤津脱液而发抽搐。因此，脏腑失调则津液输布障碍而水湿停滞，聚而成痰饮、水肿、积液等病证。肾阳不足失温煦则水湿泛溢而上逆致呼吸气促而喘，咳痰多。

津伤液脱是因为：脏腑功能失调，或津液生化不足，或多汗、多尿、大吐、大泄、大出血（气随液脱先益气回阳再补液养津）。自汗不止常伴心气虚。大汗淋漓不止是心阳欲脱人将亡。肺热肺燥则鼻孔干燥鼻涕少，或津伤肺失滋润则气逆干咳。外寒束表肺气不宣则鼻塞流涕。痰饮水湿内停，湿困脾土，脾失健运，津不化气而上承于口则口干涎少。脾虚不运水湿上泛则流涎不止。肾阴不足致唾液减少则口干舌燥。肾阳虚，水不化气而水气上泛则频吐唾液。

若与津液相关的肺脾肾三脏的功能失去协调，会使津液停聚而发生水、湿、痰、饮之病。

第五节　神

五脏藏精化气血，精气血化神养涵，
神命主宰总表现，精气血津液神源，
五神神魂魄意志，神为五脏精气唤。
脏腑精气对外应，举止精神与言谈，
形色眼神表情答，喜怒悲忧恐气变。

神衰精气血亏虚，精气血是神旺见。
意识思情狭义神，广义生心活动现。
七情五志神范畴，五神思维认识鉴，
心神意志思虑智，心神统摄调节管，
调节脏腑之机能，人体生命活动管，
精气血津液代谢，神的作用此三点。

注

五脏藏精，化生气血，精气血化神且涵养五神。神是人体生命活动的主宰及其外在总体表现的总称。精气血津液是神所赖以产生的基本物质之源。

五神为神、魂、魄、意、志，分别归属于心肝肺脾肾五脏，因此五脏又称"五神脏"。

神为五脏精气所召唤，是五脏精对自然环境和社会环境的各种刺激作出的对外应答。五志喜怒悲忧恐分属五脏，为心肝脾肺肾对外界的变化反应。

神有狭义和广义之分。

意识、思维、情感等思维活动为狭义之神。

广义之神的内涵包括一切生理活动和心理活动的主宰，又包括了生命活动的外在体现，如形色、眼神、表情、情感、应答、举止声息、精神、言谈、还包括舌象和脉象。七情五志都属神的范畴。

五神的神、魂、魄、意、志是对人的思维、认识和感觉等精神活动的概括。以心神为主导的意、志、思、虑、智是以心神为主导的各脏腑机能协调的结果。

心神具有统摄和调节的管理功能有三点：①调节各脏腑的生理机能，②主宰人体的生命活动，③调节精气血津液的代谢。

第六节　气血津液神之间的相互关系

气血津液水谷精，互制互用互依存①。
气阳生血行摄血，血为气母血属阴②。
津液属阴气属阳，气能生摄行化津；
津能载气则平衡，津液流失气脱病③。
血和津液源水谷，津血同源之理成；
血和津液皆润养，津液为血之组成④。
津液大伤就伤血，血液丢失则伤津⑤。
气血津液基础健，神的来源有保证，
精能化气气摄精，精气化神气母神，
神驭精气得神昌，精与神是对统行。
形是神宅神形主，神安精固气畅人，
精气生肺又养神，人生三宝精气神。

注

①气、血、津液都离不开脾胃运化而生成的水谷精气，但各有自己的性状及功能特点，三者都是构成人体和维持人体生命活动的最基本的物质。三者在生理功能方面有着相互制约、

相互为用和相互依存的关系。

②气血关系为：气为阳，血属阴。气能生血、行血和摄血。血能养气，血能载气。气为血之帅，血为气之母。血液流失可出现气随血脱之病证。此为补气补血药常配伍使用的理论根据，在补血药中加补气药是取其气能生血的作用。

③气和津液的关系为：气属阳，津液属阴。气能生津、行（化）津和摄津。津能载气。津液流失可出现"气随津脱"之病证，及"吐下之余，定无完气"的理论基础，就是"津能载气"。

④血和津液的关系：血和津液皆属阴，都是液态样的物质，都来源于水谷精气，故称"津血同源"。津能生血，血可化津。津液渗注于脉中，成为血液的重要组成部分，滋润和营养机体。

⑤因此，在病理上津液和血互相影响。津液大伤者则血脉空虚，血容量不足。血液流失重者则伤津而见口渴、尿少、皮肤干燥之症。

神：气血津液是神的物质基础，气血津液充足旺盛则神的来源有保证。精能化气，精气化神，气为神之母，神必须得到精与气的滋养才能正常发挥作用。

神驭精气又统精，人体脏腑形体官窍的机能活动及精气物质的新陈代谢，必须受到神的调控和主宰。因此，精气与神的关系是物质与精神的对立统一关系。

总之，形是神之宅，神是形之主，神安精气畅为健康强壮之人，精气生神又养神，因此，精气神是人之三宝。

第三章 藏 象

第一节 藏象学说

一、藏象学说的概念

> 藏象脏腑功能现，脏腑各有其特点，
> 五脏化生藏精气神，藏而不泻谕为满。
> 腑盛水谷和传化，泻而不藏实名唤：
> 九窍气血精津神，皮肉筋骨恒府全。

注

藏，即脏。藏是指藏于体内的内脏。象，是指表现于外的生理、病理现象。藏象是指脏腑功能表现于外的生理、病理现象。

脏腑的外在表现各有其特点：五脏的共同生理特点是：化生和贮藏精气，藏而不泻，即满而不能实（内部组织相对充实）。换句话说，中医五脏的生理功能的共性是藏精气神，故满而不能实。满是五脏的共同生理特点。

六腑（为中空的囊状或管腔组织）的共同生理特点是：受盛和传化水谷，泻而不藏，即实而不能满（满指精气，实指水谷）。概言之：藏象学说是中医学的重要学说之一。藏象是指人体内脏机能活动及其表现于外的征象，包括正常的生理状态和病理状态下的脏腑机能。

藏象的主要内容包括：五脏与心包（心包为脏，共6脏）、六腑、五官九窍、皮肉筋骨、气、血、精、津液、神、奇恒之府（储藏精气，形态中空，脑、髓、骨、脉、胆、女子胞）。

二、藏象学说的形成

> 藏象（学说）形成三方面：古代解剖知识建，
> 生理病理长观察，反复医疗之实践。

注

藏象学说的形成主要有三个方面：一是古代的解剖知识。二是长期以来对人体生理、病理现象的观察。三是反复的医疗实践，从病理现象和治疗效应的分析和反证机体的某些生理功能。如眼疾从肝着手治疗而获愈，久之，便得出了"肝开窍于目"的理论。

三、藏象学说的特点

> 藏象学说五特点，五脏中心整体观，
> 整体自身与外界，地季气时饮居惯。
> 脏腑阴阳相表里，五脏体窍整体联。
> 五脏生理神情关，协调平衡身体健，
> 季节气候时间地，变化能使人病变。

藏象概念似解剖，生理病理概念含；
藏象五脏五系统，详论五脏略六腑。
五脏化生藏精气，藏而不泻满不实。
六腑受盛传化管，传而不藏实不满。
奇恒之府藏精气，藏而不泻是特点。
腑病多实虚补脏，脏病多虚实泻腑。

注

中医藏象学说详论五脏、略论六腑。藏象学说的特点是：以五脏为中心的自身整体观念。这一整体观念体现在：以五脏为中心分为五个系统的整体观念，整体为人体自身是一个不可分割的整体，人和外界的社会、自然界是一个不可分割的整体，地域水土、季节、气候、时间、饮食起居和生活习惯都是一个不可分割的整体。

①脏腑分类与各自的生理特点是：以脏腑分阴阳，一阴一阳相为表里，脏与腑构成一个整体，肝与胆、心与小肠、脾与胃、肺与大肠、肾与膀胱、心包与三焦。

此对临床的指导意义为：五脏共同的生理特点是：化生和贮藏精气。五脏藏精气而不泻，故满而不能实。

六腑共同的生理特点为：受盛和传化水谷。六腑传化物而不藏，故实而不能满，满即充满，五脏精气宜充满。实即充实，六腑水谷宜充实而虚实更替。

脑、髓、骨、脉、胆、女子胞这6者，为奇恒之府，藏精气，它们的特点是藏而不泻。脏病多虚，腑病多实；脏实者可泻其腑，腑虚者可补其脏等。

②五脏与形体诸窍联结成一个整体，此为藏象学说整体观的又一体现。按此理论五脏，分为五个系统。如心，与小肠相表里，其华在面，其充在血脉，开窍于舌；肺……等。

③五脏的生理活动与精神情志密切相关，如怒伤肝等。

④五脏生理功能之间的平衡协调，是维持机体内环境相对恒定而身体健康的重要环节。

⑤五脏与外界环境的统一性。外界自然界的季节、气候、时间、地点的变化能使人生病，这是人与自然的整体观。总之，中医藏象学说中的脏腑，不单纯是一个解剖学的概念，更重要的则是概括了人体某一系统的生理和病理学概念。

四、脏腑精气阴阳的概念与作用

脏腑藏精精化气，气含阴阳理论起。
精藏脏腑受濡养，气为脏腑之动力。
气能推调脏腑功，凉润抑静为阴气，
温煦兴推是阳气，阴气阳气相共济，
脏腑稳定有序调，冲和畅达健康体。

注

"脏腑藏精"，"精化为气"，"气含阴阳"等，论述构建成了脏腑精气阴阳的理论模型。

精藏于脏腑之中，濡养脏腑。

气是脏腑生理机能得以发挥的动力。气能推动和调控脏腑功能的正常发挥。

具有凉润、抑制、宁静等作用的部分为脏腑之阴气。具有温煦兴奋、推动等作用的部分为脏腑之阳气。

脏腑之阴气和阳气互相协调共济则脏腑机能稳定、有序、协调，冲和畅达，身体健康。

关于藏象学说的中医经典语言

（注意：有的内容是不同出处编在一起的。每个句号，为一个重点）：

①脏宜藏，腑宜通，脏腑之体用各殊。视其外应，以知其内脏，则知所病矣。

②人与天地相参也，与日月相应也。

③《丹溪心法》：欲知其内者，当以观乎外；诊于外者，斯以知其内。盖有诸内者，必形诸外。

五、中医学中的人体的特殊名称

五脏六腑六府名，奇恒九窍七冲门；

唇飞齿户会厌吸，贲门幽门阑魄门。

注

五脏六腑、奇恒之府、五官、九窍（略）。五脏：肝，心，脾，肺，肾。六腑：胆囊，小肠，胃，大肠，膀胱，三焦。六府：腰为肾府，头（或曰脑）为精明之府，背为胸府，膝为筋府，骨为髓府，三焦为孤腑（中渎之府）。七冲门即：唇为飞门，齿为户门，会厌为吸门，贲门，幽门，阑门，魄门（肛门）。另有"四海"，脑为髓海，冲脉为血海（冲为十二经之海），胃为水谷之海或胃为五谷之府，膻中为气海。另外：《灵枢·本输》说："督脉为风府，手太阴为天府，大肠为传道之府，膀胱为津液之府"。

第二节　五脏及六腑

一、心、心包及小肠的生理功能

心主血脉主神志，在志为喜液为汗，

开窍于舌味觉语，在体合脉华在面。

君主之官主神明，有机整体主宰权。

心主血脉主生血，心气火降肾不寒。

阳中之阳应夏气，经脉血脉分开看。

心包络在心外面，保护心脏防邪犯。

小肠受盛化物功，泌清别浊主液焉；

心火尿少尿赤痛，小肠热烦口疮烂。

心虚阴阳气血虚，心实热火血瘀痰。

心脉血神降通明，面舌喜汗夏气应。

注

《四易医学口诀》作者编诀的目的就是：将复杂内容编得简单明了，易记易用，顺诀释义就能掌握众多疑难知识。注解是根据口诀展开的。记熟口诀则以下内容全了于心。脏腑内容应联系"五行学说"记用。

心居胸中，心包为其宫城。心主血，心藏脉（心在体内为脉），脉舍神，或叫心司神明，心气下降，心为生之本，心为五脏六腑之大主，心为"君主之官"，心主神明。心在五行属火，主五行之爆发。心在志为喜，在液为汗，在体合脉，其华在面，心开窍于舌（舌的功能为主司味觉和表达语言），心与小肠相表里。心为阳中之太阳（阳中之阳）（见《灵枢·九针十二原》），心为阳中之阳脏，其味苦，其色赤，其数为七，五化为长。心气通应于夏气。

心主血，心藏脉，脉舍神，心为"君主之官"，心主神明；人的思维活动、精神意识由心而出。

（一）心的主要生理机能

1. 心主血脉

主：主持，管理之意。心主血脉为主血和主脉，在体合脉（脉诊），称为血肉之心。脉为血之府（叫府库）。诸血者皆属于心。心的正常搏动、推动血液循环的功能叫心气，心气者，人之神。故心藏血脉之气。心尖搏动的位置叫"虚里"（虚里诊）。

《素问·平人气象论》说："胃之大络，名曰虚里，贯膈络肺，出于左乳下，其动应手，脉宗气也"。这是古代中医触诊心脏的方法，用直接触诊察解心脏的病变。如虚里跳动剧烈，其动应衣则宗气外泄或节律不匀而面色灰暗，唇舌青紫。

（1）心主血也主生血，即"奉心化赤"，水谷精微经过心火（心阳）的"化赤"作用化赤为血。因此，心有总司一身血液运行和参与血液生成的作用。心脏内本身的血液为狭义的心血。

心血是指在心和脉中流动的血液（不包括肝所藏之血）是广义的心血；除了肝所藏之血以外，都可以叫做"心血"。心血有时是指心脏本身的血脉内流动的血液（狭义的心血），如"心血瘀阻"是指心脏自身的血液瘀阻。

心精、心血能濡养心脏及形体官窍和化生心神。

心主血脉的功能正常与否需要三个条件：心主血，其充在血脉。心气充沛，心阴与心阳协调，血液充盈，脉道通利则血液得正常运行，其作用也可正常发挥。因为心脏的搏动要依赖心气的推动与调控：心阳激发心搏动，心阴抑制心搏动。心气充沛，心阴与心阳协调，心脏搏动有力，频率适中，节律调匀，血流运行输布全身的功能正常，能发挥其濡养作用。如心气、心阴或心阳不足，则可导致血液运行失常。

心气是由心精、心血化生，也是一身之气分布于心、脉的部分，是推动和调控心脏搏动、脉管舒缩及精神活动的一类极细微物质。心气充沛则心脏搏动有力，脉管舒缩有度，血运通畅，精神振奋，思维敏捷。

心气不足心气虚则心悸，怔忡，身体困重，气短少气，乏力懒言。

心的气血不足、心脉瘀阻（心脉痹阻）则心悸，怔忡，胸闷如窒，胸痛，心前区绞痛，面舌口唇青紫、紫乌、紫黑、瘀点瘀斑、心累心慌，心脏跳动缓慢或剧烈，脉来不匀、结脉、代脉、脉细涩，血流不畅则胸刺痛，闷痛，绞痛，水肿。

心血虚则面色苍白，舌质淡白，枯槁无华。心血虚血不养心则失眠健忘，心悸怔忡。

心经有热则尿黄短赤，面色红赤，舌尖红赤或口苦口舌生疮糜烂（诸痛痒疮皆属于心，故应这样说：诸痛痒疮皆属于心火）。血热扰乱心神则烦躁、昏迷、谵语。热入心包或痰迷心窍则舌体僵硬，运动不灵，舌强语謇，语言不清晰。

心为阳脏而主阳气。心阴、心阳是心气的两种不同属性的部分。

心阳是心气中具有温煦、推动、兴奋作用的部分，因此，心阳能激发心搏和精神活动。心在五行属火。心必须保持强大的阳气，才能温运血脉。如心阳虚则温煦、推动机能减退，虚寒内生则心悸怔忡，胸闷胸痛，形寒肢冷，精神困倦，气喘自汗，面浮肢肿，或心痛暴作，面色㿠白，舌淡润，脉迟弱等症。心阳暴脱则脉微欲绝，神志昏迷，口唇面色青紫，呼吸微弱，四肢厥逆，冷汗淋漓。

心阴是心气中具有凉润、宁静、抑制作用的部分，因此，心阴能制约心阳，防止心火过亢，并抑制心脏的搏动和精神活动。心阴不足则凉润、宁静、抑制等作用减退而虚热内生，表现为心悸怔忡，五心烦躁，手足心热，自汗盗汗，失眠多梦，舌红少苔，脉细数等症。

心阴制约心阳而防心火过亢，心阳制约心阴而防心阴过盛。

心阴虚和心阳虚都属于心气虚中的一部分偏少，所以，两者都有心气虚的表现。

从上可知：心精、心血、心气、心阴、心阳都是内涵相对独立的概念，各有不同的生理作用和病机特征。心精、心血亏虚则见濡养和化神不足的征象。心气虚有气虚征象。心阴虚必有热象和虚性亢奋的征象。心阳虚必见寒象和迟滞征象。

（2）心主脉："脉为血府"，脉是容纳和运输血液的通道。心主脉是指心气推动和调控心脏的搏动和脉管的舒缩，维持脉道通利的作用。《素问·六节藏象论》说："心者……其充在血脉"，即指心、脉和血液所构成的一个相对独立系统而言。

血液的正常运行及其作用的发挥，靠心气充沛、血液的充盈和脉道的通利，而心气充沛起主导作用。心气充沛，心阴与心阳的协调，血液充盈，脉道通利，血运周身，脏腑得养而面色红润光泽，脉象和缓有力。心气不足或阴阳失调，血脉壅塞，血运失常则脏腑失养，常见心悸怔忡或心胸憋闷疼痛，唇舌青紫，脉细涩或结、代等。

2. 心主藏神

心为"君主之官"的机理是心主神明，是人体有机整体的主宰，又称神明之心（实际包含了部分大脑的功能）。心藏神是神志活动的发源地。神，精神。心主神志，又叫心主神明或心藏神。故心者，生之本神之变也。心主思维即心为五脏六腑之大主。

中医学认为：心精、心血有濡养机体和化神的作用。精是生命活动的起源物质。神是对一切生命现象的高度概括。先有精而后有神，精是神的物质基础。神由先天之精所生，赖后天之精以充养，常精神并称。

神有广义和狭义之分。狭义之神是指人的精神、意识和思维活动等。广义之神是指人体生命活动的外在表现，是对生命活动的高度概括。如整个人体的形象，以及面色、眼神、言语、反应等，都包含在神的范围。

心主神志之神是指狭义之神，是指人的精神、意识、思维活动属于大脑的生理功能，是各脏腑生理功能活动的反应。心主神志的理论依据是：整体观念，五脏藏神。《素问·宣明五气》："心藏神，肺藏魄，肝藏魂，脾藏意，肾藏志"。

心为神志活动产生的主要场所。血液为神志活动的物质基础。血气者，人之神。心主神志还受古代哲学和文化的影响。如神魂意魄志虽然与心肝脾肺肾有关，但主要还是归于心的生理功能。

（二）心的生理特性

1. 心主通明

心主通明指心脉以通畅为本，心神以清明为要。主明则下安，主不明则十二官危。五脏不和则七窍不通。心对其他脏腑有调节的功能，使各脏腑统一协调。心的主宰功能失常则各脏腑会功能紊乱，即皆摇。如热扰心神则神昏、谵语、狂躁；痰火扰心则神志狂乱，登高而歌，或哭笑无常，打人骂人。痰迷心窍则神志昏蒙，举止失常或不省人事。

2. 心气下降

心位于人体上部，其气宜下降。心气包括心阴和心阳两部分。心阴牵制心阳（心火）化为心气下行以助肾阳，制约肾阴，使人体上部不热、下部不寒，维持人体上下的寒温平衡与动静协调。心火怕寒，故饭后不能吃冷食或喝冷饮，否则会引起血循环障碍或心肌病。如心火虚衰，不能下助肾阳则血流迟缓，腰以下寒凉，当补心阳。若心阴不足，不能牵制心火下降，则上热下寒，当滋阴以降心火。

（三）心与形、窍、志、液、时的关系

心在志为喜，在液为汗，在体合脉，其华在面，在窍为舌。

1. 心在体合脉，其华在面

脉指血脉和经脉。经脉是经络系统的经脉，是经气运行的通路，血脉指血液运行的通道即血管。脉为血之府。

心其华在面：华是荣华，光彩。脏腑精气的盛衰、功能的强弱，可显露在体表组织器官上，叫荣华外露。人的面部血管丰富，皮肤薄嫩，易于观察。望面色可推断心脏气血盛衰的变化情况（面色诊）。心的气血旺盛则面色红润而有光泽，即其华在面。

心气不足则面色㿠白，晦滞。心血不足则面色苍白无华。心血瘀阻则面色青紫。心经有热则气血沸腾、血络充盈则面色红赤。心血暴脱则面色迅速苍白，枯槁无华。

2. 心在窍为舌

舌为心之苗，为心之外候。心经的别络与舌有联系。心开窍于舌，舌的功能为主司味觉和表达语言。开窍主要指内在脏腑与外界直接连通的孔窍。"五脏不和则七窍不通"（见《灵枢·脉度》）。

心的气血通过经络而上通于舌，从而维持了舌的正常生理功能。舌的功能是主司味觉、表达语言。临床观察舌的形态、色泽的变化可推断心的病理改变。

心的功能正常则舌质红润，舌体柔软，味觉灵敏，语言清晰。心血不足则舌质淡白。心火上炎则舌质红赤；甚则舌体糜烂生疮。心血瘀阻则舌质紫暗，或有瘀斑。热入心包或痰迷心窍则舌体强硬，运动不灵，语言不清叫舌强语謇。

3. 心在志为喜

心精是一身之精分藏于心的部分，由发育过程中分藏于心的先天之精和脾转输的来源于水谷后天之精组成，有的医家称为"心液"。心精与心血以融合的形式存在于心、脉之内。

心精、心血具有濡养心脏及形体官窍和化生心神的生理作用。

喜为心之精气对外界刺激的应答而产生的良性情绪反应。心在七情为喜，喜伤心。怒喜思悲恐忧惊，七情直接伤及内脏，主要是伤心，其次伤肝伤脾。"悲哀愁忧则心动，心动则五脏六腑皆摇"。

过喜伤心神。七情直接伤心。忧愁、盛怒、恐惧、大惊则伤心神。

4. 心在液为汗

汗是五液之一，"阳加于阴谓之汗，""惊而夺精，汗出于心"。汗是津液经阳气蒸化后由汗孔排出的体液。心精、心血为汗液化生之源。血溢脉外则为津液，津液旺盛则汗多。

汗多津伤则心气、心阳无所依附而亡失，可成心气脱失或心阳暴脱的危候。

5. 心气与夏气相适应

心为阳中之太阳，通于夏气。夏季炎热，为阳中之太阳。心为火脏，阳气最盛，即心为阳脏而主阳气。心为人体阳中之太阳，同声相应，同气相求，故与夏季相适应。心阳虚衰型心脏病者，在夏季可缓解。在夏季施治最好。而阴虚阳盛之体者的心脏病和情志病多在夏季加重，即《素问·阴阳应象大论》说："阳胜则身热，能冬不能夏"。中医养神理论主张在夏三月"夜卧早起，无厌于日。"

（四）心与小肠

小肠居腹中，上接幽门，与胃相通，下接阑门，与大肠相连。小肠脉络心，故心与小肠相表里，小肠为受盛之官，化物出焉。故小肠的功能主要是分清别浊。

小肠的生理功能为受盛（接受和盛容经胃初步消化而传输下来的食物）和化物（消化饮食物将水谷化为精微而吸收之）以及泌清别浊，分泌精华和别出糟粕。

①将食物分别为水谷精微和食物残渣。

②吸收水谷精微并把食物残渣向大肠输送。

③在吸收水谷精微的同时还吸收大量水液即小肠主液。心与小肠相表里。心火下移小肠可引起尿少，尿赤而热，尿痛等。小肠有热循经上炎于心经而心烦舌赤，口舌生疮溃烂等。

总结以上得知：

心的纲领意思就是：心脉血神降通明，面舌喜汗夏气应。

顺诀释义就是：心主脉、主血、藏神、心气下降、心主神明，其华在面，开窍于舌，在志为喜，在液为汗，与夏气相适应。

可见，这讲的是"形而上"的世界，这个世界是"气世界"，是"道世界"，中医对藏象的认识来源于《黄帝内经》。《黄帝内经》能以医载道、以医论道，超越时代就体现在这里。

"形而下"是"器世界"。中医不讨论"器世界"，中医是以"道"御"术"。中医脏（藏）象学说中的"心"主要生理机能和生理特性，是从"形而上"入手，不用"形而下的器世界"的形态结构理论思路去处理规范使用中医。

因此，脏象学说是中医的核心内容，包含了现代医学的解剖学、组织胚胎学、生理学、生物电学和病理学的总和。

这"形而上"的世界是辩证的、联系的、发展的、运动的、多因的、多变的，中医必须把握"动"，就是必须把握"气"运动变化、气的运行世界，即"术"背后的"道世界"。

"非出入则神机不化，升降息则气立孤危"，这一理论的核心是"动"，因此，中医学以"活"人为核心，人活一口气，气是生命的能量形式，生命在运动中，治疗也应该在运动中，这就体现了中医学出色卓绝的生命观、疾病观、治疗观和防病观，以治"未病"为上工。

肺脾肝肾的认识亦如此这般。

心病症状总诀

心主血脉心气管，红光脉畅血液满，
滋养心神反应灵，思维敏捷精神焕。

心病悸忡胸闷痛，心跳慌累失眠梦，
脉搏异常瘀紫黯，气短少气倦乏肿，
皖白苍白肢冷寒，烦热自汗潮盗汗。
心气虚悸忡气短，脉细弱微无华软。

心血虚则心悸忡，慌累㿠白梦失眠。
心阴虚则心悸忡，烦热潮热自盗汗。
心阳虚有心气虚，悸忡闷痛瘀冷寒。
痰火高歌笑打骂，眩晕痰多烦失眠。
痰迷心窍喉鸣痰，舌笨舌硬语言謇，
昏仆抽搐猪羊声，抑郁痴呆表情淡。
心阳暴脱脉欲绝，神昏青紫厥冷汗。
热扰心神痛痒疮，脉数尿赤躁昏谵。
心火尿少尿赤痛，泄泻热烦口疮烂。
心血瘀阻憋闷痛，悸忡水肿绞刺痛，
肢冷脉伏结代涩，青紫瘀斑点刺痛，
体胖多痰苔白腻，胸胁胀闷身困重。
阴寒凝滞心阳虚，痰浊气郁瘀血祟。
心脉痹阻心阳虚，悸忡闷冷左臂痛。
瘀阻心脉痛紫暗，痰阻胖困憋闷痛，
寒凝剧痛得温减，气滞心脉胀满痛。

注

心主血脉靠心气推动血液运行（心气管）。心血充盈则面色红润有光泽。脉道通畅、血液满盈能滋养心神则反应灵敏，思维敏捷，精神焕发。

心病症状总结解释：心病：心悸，怔忡，胸闷胸痛，心跳心慌心累，失眠多梦，脉搏异常（如脉搏结代、脉搏不匀、节律异常，如西医学的脉搏强弱不一、快慢不一、心率和脉率不一，早搏，频搏，水冲脉，交替脉，吸停脉等），血瘀紫黯气短乏力，面色㿠白，胱冷畏寒，心烦发热，自汗、盗汗。

1. 心气虚则心悸怔忡，气短，少气，疲倦乏力，脉搏结代、脉来不匀。

2. 心血虚则心悸怔忡，失眠、多梦、健忘，心跳心慌心累，面色㿠白或苍白。

3. 血瘀则心悸怔忡，血瘀、瘀黯、瘀斑，青紫、瘀紫、紫乌紫黑，胸刺痛、心绞痛；血瘀可致水肿。

4. 心阴虚则心悸怔忡，烦热，自汗，潮热盗汗。

5. 心阳虚则心悸怔忡，有心气虚证，兼有胸部憋闷刺痛、剧痛或绞痛，瘀斑瘀点、紫黯，自汗，畏冷肢寒。

6. 痰火扰心则登高而歌、哭笑无常，打人骂人，眩晕，痰多，心烦失眠，多梦。

7. 痰迷心窍则突然昏仆，不省人事，抑郁痴呆，表情淡漠，喉中痰鸣，四肢抽搐，口中猪羊叫声，舌笨舌硬，语言謇涩。

8. 心阳暴脱则心悸怔忡，脉搏欲绝，神志昏迷，气息微弱，唇舌青紫，四肢厥冷，大汗淋漓。

9. 热扰心神则高热狂躁，神昏谵语，尿赤，痛痒疮，口舌生疮，脉数。诸痛痒疮皆属于心。

10. 心血瘀阻（心脉痹阻）则见胸憋闷疼痛，或绞痛，心悸怔忡或惊恐，肢冷畏寒，脉伏或结、代、涩，瘀青斑点，针刺样痛，体胖多痰，苔白腻，胸胁胀闷，身体困重。此为阴寒凝滞，心阳亏虚，病因为痰浊，气郁，瘀血所致。

11. 心火下移小肠则尿少、尿赤、尿痛，心烦、泄泻。

建议：自己从口诀中总结神志症状，心与小肠病证的临床表现及辨证见本丛书《中医诊断学四易口诀》的相关口诀内容。以下各脏腑病证的临床症状表现及诊断同法处理。

提示：学习者掌握某脏病证的总体症状后，如能快速清楚地用于复杂的多脏兼病时就更有助益了。熟练掌握脏腑功能，熟悉脏腑病机和症状，察知症状立即能联想判定属何脏何腑病变，并迅速联想到用何方剂及其化裁诸宜，是中医师能成功治病的基本功。正因为高等教材诸内容分述教之，学习者对其总结记忆不易，编者根据自己学习与参加考试和临床经验，对其编成口诀，易懂助学，利考易用。

心病的辨证总纲口诀

心君血脉藏神明，面舌小肠表里行。
阴阳气血是基础，心气阳温推血运。
心阴心血濡养神，血运障碍情思病。
心包络在心外面，心包络损臣使病。
心病涉及脾肺肾，不主血脉不藏神。
虚证气血阴阳虚，实有热火痰瘀饮。
心肾不交心脾虚，小肠虚寒实热证。

注

心的阴阳气血是心进行生理活动的基础，心气心阳主要温煦和推动血液运行（主血脉）。心阴心血濡养心神（主神志）。因此，心的病变主要表现为血脉运行阻碍和情志思维异常2个方面。

心与小肠：①心主血脉。②心主藏神。③心开窍于舌。④心包络受损引起"臣使之官"即心包络的病变。

心病的病位在心，但与脾、肺、肾有联系。心的病理表现为2个方面：一是心不藏神，以神志、精神疾病变化为主；二是不能主血脉，而发生气血循行障碍方面的疾病为主。

心系病证的危重病证是邪犯心包及厥脱。心系病证的辨证应首辨虚实，次辨主证。

心系病证有：心悸、胸痹、真心痛、多寐、失眠、健忘、痴呆、癫狂、痫病。

心的虚证有6个：气虚、血虚、阴虚、阳虚、心阳暴脱以及阴阳两虚。

心的实证有5个：热（痰火扰心）、火（心火亢盛）、痰（痰迷心窍）、瘀（心脉痹阻或心血瘀阻）、饮（水饮凌心）的不同及其相兼的病。

小肠实热证和虚寒证。

主症当辨真心痛；辨心悸、怔忡；辨昏迷、虚脱；辨水肿、胸痹；辨多寐、失眠、健忘、多梦遗精、痴呆、癫痫。

虚实夹杂当仔细辨审。

关于心的名言名句

心为五脏六腑之大主。心者……其华在面，

　　其充在血脉。心主血，养血莫先于养心。
　　任物者为之心。惊而夺精，汗出于心。

二、肺与大肠的生理功能

　　　　肺脏主气司呼吸，宣布肃降通水道，
　　　　肺朝百脉主治节，在体合皮华在毛，
　　　　在志为忧液为涕，开窍于鼻大肠表。
　　　　肺主呼吸清浊换，肺主气生气机调。
　　　下布精微精液气，布散津液精气到全身。
　　　　肃降吸入新鲜气，清洁肺和呼吸道。

　　　　宣发浊气和卫气；疏通调节畅水道。
　　　　肺朝百脉血聚肺，换气后输布全身到。
　　　　治节呼吸和气机，津液输运与排泄，
　　　　调节气机生宗气，调节脏器动有节，
　　　　辅助心脏行气血，推调营卫和气血。
　　　　肺之虚证气阴虚，肺实痰浊外感扰。
　　　　大肠主津传糟粕，靠肾气化功能好。

注

　　肺者，气之本也。肺居胸中，左右各一，覆盖于心之上。肺有分叶，左二叶右三叶，共五叶。肺经气管、支气管（肺系）与喉、鼻相连，故称喉为肺之门户，鼻为肺之外窍。肺的位置最高，肺为五脏之华盖。肺为娇脏，不容异物。肺主气、司呼吸，主一身之气，肺气宣布肃降、通水道，主行水，肺朝百脉、主治节，肺在体合皮，肺藏魄，在志为忧，开窍于鼻，其华在毛（肺外合皮毛），在液为涕，其味辛，肺与大肠相表里。肺为阳中之少阴（见《灵枢·九针十二原》），肺为阳中之阴脏；其色白（故肺热应重用石膏），其数九，五化为收。五行属金，主五行之锐利坚固。肺气通应于秋气。

　　（一）肺的主要生理机能

　　1. 肺主气，司呼吸

　　肺为气之主，肺主诸气，即主肺的本身之气和一身之气及管理呼吸，即主呼吸之气。故肺病多以气机升降失常的病证为主。

　　肺精是一身之气分藏于肺的部分，由发育过程中分藏于肺的先天之精与脾转输至肺的水谷之精组成。肺津是脾转输至肺的津液。肺精以肺津融合的形式存在于肺中，统称肺之精津。

　　肺气由肺精、肺津化生，也是一身之气分布于肺的部分，是推动和调控肺的呼吸、行水等机能活动的一类极细微物质。

　　肺气中具有凉润、沉降等作用和运动趋向的部分叫肺阴；具有温煦、宣发等作用和运动趋向的部分叫肺阳。肺阴能够凉润肺脏而使肺气下行；肺阳能够温煦肺脏而使肺气上行。肺阴与肺阳的作用协调，则肺气的宣发与肃降运动相反相成，呼吸均匀，和缓有度，"水精四布，五经并行"。肺阴亏虚而肺失凉润则气逆不降，出现咳喘、气逆、潮热、五心烦热等症。故肺阴虚必有热象，肺阳虚必有寒象，两者都兼有气虚的表现，如两者均等的虚少而不见寒热之象而见少气不足以息，这是肺气虚。如果只见干燥失润又没有寒热之象，则属于肺津不足。

肺阳虚则宣发无力，津液不能四布而停聚肺中为痰为饮而阻塞气道，常见咳喘憋气、痰多清稀，遇寒发病或加重，伴有肢冷等。

肺主一身之气。主气是指①气的生成，②调节气机，③是吸入的清气和呼出的浊气相交换的场所。

（1）主呼吸之气。肺的一呼一吸，对全身之气的升降出入运动起着重要的调节作用，故肺的呼吸运动就是气的升降出入运动。升降出入运动简称气机。

肺有吸清呼浊，进行气体交换的机能，是身体的内、外界气体交换的场所，通过肺气的宣发与肃降运动，吸入清气、排出浊气，吐故纳新，实现机体与外界环境之间的气体交换而维持人体的生命活动。

"诸气膹郁皆属于肺"。膹：喘息咳嗽，胸闷，呼吸困难。郁：痞闷不舒。风寒袭肺、痰热郁肺、湿邪壅阻气机、肾虚不纳气而逆上，脾虚气机失运等致气上逆皆可致肺气膹郁！故此条"诸气"可理解为上焦气机病变。肺失去主一身之气的功能则清气不能进入，浊气不能排出，宗气不能生成，呼吸停止人死亡。

（2）肺主气的生成，即主宗气的生成。宗气关系着一身之气的盛衰。宗气是肺吸入的清气与脾胃化生的水谷精气结合而成。宗气积于胸中"气海"，上走喉咙促进呼吸，又灌注心脉以行血气，经三焦下行丹田能滋元气。

（3）肺主一身之气的运行，这体现在调节气机。肺有节律性呼吸则全身气机升降出入节律有常。肺的呼吸调匀通畅，节律均匀，和缓有度则全身气机升降出入协调通畅。

（4）肺主一身之气和呼吸之气都是基于肺的呼吸机能，而肺的呼吸调匀是气的生成和气机通畅的基本条件。肺的呼吸机能失常，则宗气生成不足继而影响一身之气的生成也不足，就表现为"气虚"，症见少气不足以息、声低气怯、肢倦乏力等；还可引起各脏腑气机失调。如肺丧失了呼吸功能则呼吸停止而亡。

2. 肺主行水

肺主通调水道。通为疏通，调为调节，水道是水液运行和排泄的道路。肺的宣发可排汗和呼出浊气（浊气中也含水分）；肺的肃降可将其吸入的清气下纳于肾，还将体内的水液不断地向下输送，而成为尿液的生成之源，经肾和膀胱的气化作用而生成尿液排出体外。

通过肃降功能实现了水液代谢的2条途径：①将上焦的水液向下布散，部分水液经肾的气化下输膀胱成尿液排出。②肺的肃降推动大肠传导将粪便及其中的水分排出体外。故叫"肺为水之上源"，"肺主行水"。

故肺清肃宣降失常而失于通调则水液不能下行而尿不利则水肿；肺失肃降，水液停聚潴留尿少胀满而生痰成饮，重则水泛为全身水肿。

肺气不宣，气机郁滞，气滞则水停而生痰饮，气滞则血瘀，痰饮挟血瘀，久成窠囊，酿成痰核包块、乳癖瘰疬。

痰浊、水饮、血瘀可互为影响，可致肺气不能敛降，胸部膨满、胀闷如塞、喘咳上气、痰多、烦躁心慌的肺胀病。痰证郁久化热致热壅血瘀肉腐可生肺痈。肺痈失治可发展为肺痿。外邪犯肺使肺失宣肃，腠理闭塞无汗而水肿。肺的通调水道之功减退，则气机紊乱而：吸入的清气不能下行而上逆则胸闷咳喘，呼吸急促，即诸气膹郁皆属于肺。故肺所宣发之气是脏腑之气，此即上焦如雾。

3. 肺朝百脉、主治节

（1）肺朝百脉。朝为聚会，又有从下向上朝会的意思，肺朝百脉，肺辅心行血于周身，肺朝百脉是指全身血液都通过经脉聚会于肺，通过肺的呼吸进行气体交换后，再输布到全身。肺以行营卫阴阳。李士材在《医宗必读》中说："肺如华盖，居于至高，而诸脏腑皆处其下，各经之气，无不上熏于肺，故曰肺朝百脉。"再之，肺主一身之气，并调节全身气机，而血液的正常运行，亦依赖于肺气的敷布和调节，因此有"血非气不运"之说。

（2）肺主治节。肺者相傅之官（傅：太傅，宰相，辅助君王），治节出焉；肺主治节。治节即治理与调节，肺主治节体现在4个方面：①肺主治节（调节）使呼吸运动有节奏地一呼一吸；②随着肺的呼吸运动而治理和调节着全身的气机，即调节着气的升降出入（此称气机）；③由于调节着气机，因而辅助心脏，推动和调节营卫气血液的运行；④肺的宣发和肃降，治理和调节津液的输布、运行和排泄。

（二）肺的生理特性

1. 肺为华盖

华盖为古代帝王车架的顶盖。肺在胸腔位置最高，覆盖五脏六腑，故称"华盖"。肺在高位宣发卫气于体表，以保护诸脏免受邪犯，故《素问·痿论》说："肺者，脏之长也。"

肺位最高，参与全身的津液代谢。又主行水，故叫肺为"水之上源。"故称"肺主行水"和"肺为水之上源"（通调水道，宣降水液）。肺内浊水经三焦，下行肾与膀胱变为尿液。肺气以降为顺又称肺为清肃之脏；因此，中医关于肺主行水的治法有"宣肺利水"（开鬼门、提壶揭盖、开上源以利下源）及"降气利水"。

2. 肺为娇脏

肺为娇脏指肺清虚娇嫩，易受外邪侵袭的生理特性。肺清虚喜润恶燥，不耐寒热，不容异物。肺与喉鼻相通，肺为娇脏，意即肺清虚娇嫩，外邪六淫易从皮毛和口鼻犯肺。肺不耐寒热，所以当外邪由口鼻或皮毛侵入，藩篱不强，每每首先犯肺，导致肺的宣发功能失职而生病。

因为肺为娇脏，有清虚喜润的特点，那么，治疗肺病当以轻清、宣散为贵，不用过热过燥之剂。

3. 肺主宣降

肺主宣布即宣发和布散。

肺气宣发。①宣发浊气和卫气，宣发浊气指排出体内的浊气；宣发卫气指调节腠理之开合，将代谢后的津液化为汗液而排出体外。宣发失职则腠理闭塞、水津不布而无汗形成痰饮、水肿、身肿或颜面水肿。

②布散精微、津液和卫气到全身，外达皮毛。皮毛包括皮肤、毫毛、汗腺，是一身之表，为屏障，又叫藩篱。肺气布（宣）散功能失常则皮毛枯焦。肺失宣发，水津不布则凝聚为痰饮，咳嗽咯痰。卫外功能低下，藩篱不固则自汗易外感。肺的宣散功能失常，肺失宣发，浊气不能呼出则咳喘胸闷、呼吸困难。

肺的宣发功能体现在3个方面：呼出体内浊气，向上向外布散水谷精微和津液宣发卫气。宣发与肃降的关系为相反相成的矛盾运动。相互依存，相互制约。治疗应为宣肺与肃降药物综合处方，如麻杏甘石汤中的麻黄和杏仁。

肺气肃降。肺的肃降功能体现在3个方面：吸入自然界清气，向下布散水谷精微和津液，肃清呼吸道异物。

肺气肃降功能失常则气机紊乱，浊气不能呼出则咳喘胸闷，呼吸困难；肺失宣降使糟粕不能下行而大便困难或便秘；肃降以肃清呼吸道异物。

肺内停留异物阻塞气道而影响肃降，可引起剧烈咳嗽久治不愈。因此要注意：反复难治的咳嗽，要查有无吸入性因素或肺内有无异物阻塞气道致肺失宣降而剧烈咳嗽。

肺气肃降与宣发协调依赖于肺阴与肺阳的协调。肺阴虚则凉润肃降不足而虚火内生，干咳气喘。肺阳虚则温暖宣发不足而寒饮蕴肺发咳喘。

（三）肺与形、窍、志、液、时的关系

肺在志为忧（悲），在液为涕，在体合皮（肺与皮肤的关系最为密切），其华在毛，开窍于鼻，与大肠相表里，喉为肺之门户。

1. 肺在体合皮，其华在毛

肺合皮毛。皮毛为一身之表，具有防御外邪，调节津液代谢与体温，以及辅助呼吸的作用。毛附于皮，故皮毛合称。皮毛有相互为用的关系。

肺对皮毛的作用有2个：一是宣发卫气于体表皮毛，以能温分肉、充皮肤、肥腠理、司开阖及防御外邪。二是肺气宣发，将水谷精微和津液外输到皮毛，以濡养滋润皮毛。

皮毛对肺的作用也有2个：一是皮毛宣散肺气，以调节呼吸、调节汗孔（又叫玄府，气门，汗液的门户）以排泄汗液，随着肺气宣发肃降进行体内外气体的交换。二是皮毛受邪，内合于肺。寒袭遏卫则恶寒发热、头身疼痛、无汗、脉浮紧。

肺津亏、肺气虚弱则卫气精津液布散障碍而肌表皮毛憔悴枯槁，皮肤干燥，自汗易外感。

肺气闭塞则毛窍不张而毛窍闭敛见无汗而喘。

鬼门又叫气门，即汗孔，开鬼门为发表出汗，用麻黄汤。汗出溱溱为出汗较多的意思。肺的气阴两虚则干咳，自汗盗汗。

2. 肺开窍于鼻，喉为肺之门户

鼻为呼吸之气出入之所，通过肺系（喉咙、气管等）与肺相联。鼻主通气和嗅觉。出现病变则鼻塞流涕，不闻香臭，鼻衄，鼻煽，鼻枯槁。

喉为肺之气进出的门户，主司发音。喉的发音靠肺的滋养和肺气的推动。肺津充足，喉得滋养，或肺气充沛，宣降协调则发音正常，声音洪亮。如内外伤耗伤肺津、肺气而喉失滋养或推动可发音失常，症见声音嘶哑、声音低微，叫"金破不鸣"，治当滋阴生津补气。如内外伤致肺气宣降失常，壅塞郁滞不畅，则声音重浊、声音嘶哑，叫"金实不鸣"，当宣肺祛邪。

3. 肺在志为忧（悲）

在志为忧，悲、忧由肺精、肺气化生。悲忧过度伤肺精、肺气而呼吸气短，即"悲则气消"。而肺精气虚或肺气宣发肃降失调，机体对外界刺激的耐受能力下降，也易产生悲忧的情绪变化。

4. 肺在液为涕

涕，即鼻涕，是鼻窍的分泌液，由肺津所化。鼻涕有润泽鼻窍、防御外邪、利于呼吸的作用。涕，润泽鼻窍而不外流靠肺津、肺气充足。如寒邪犯肺，肺津不化则鼻流清涕。风热犯肺伤肺津则鼻流黄涕。风燥伤肺津则鼻干燥而痛。

5. 肺气与秋气相适应

肺气通于秋气，人体肺气清肃下降，秋季，暑去而凉生，草木皆凋，同气相求。肺为清虚之脏，喜润恶燥，秋气干燥易伤肺津而引起口鼻干燥，干咳少痰，痰少而黏等肺的病理变化。

（四）肺与大肠

肺脉与大肠相表里。大肠为"传导之官，变化出焉"，是说大肠的生理功能，主要为传化糟粕并吸收部分水分即大肠主津，靠肾的气化作用，因肾司二便。

大肠实热则便秘。湿热下注大肠则下利脓血，里急后重。大肠虚寒则不吸收水分而腹痛肠鸣，溏泻。

肺精、肺津、肺气、肺阴、肺阳的各自特点见上述。

肺有12个证候：肺的虚证有肺气虚和肺阴虚证；肺的实证多见痰浊和外感所侵扰（水饮停肺证、风寒束肺证、寒邪客肺证、肺热壅盛证、痰浊阻肺证、燥邪犯肺证、风热犯肺证，在腑证有大肠湿热证、大肠液亏证、肠虚滑泄证等）。

肺的纲领性口诀

肺气呼吸主行水，肺朝百脉治节优，
华盖娇脏宣布降，忧涕皮毛鼻喉秋。

注

肺主气，司呼吸；肺主行水，肺朝百脉，肺主治节，肺为华盖，肺为娇脏，肺主宣发布散，肺主肃降，在志为忧，在液为涕，肺主皮毛，肺开窍于鼻，喉为肺之门户，肺气与秋气相应。

肺病辨证的总纲口诀

肺主气呼开窍鼻，皮毛卫外司声音，
通调水道主治节，辨咳血痰喘失音。
肺病感咳哮喘胀，肺痨肺痿咳血证。
咳血燥热肝火犯，阴虚肺热咳血证。

肺气肺阴气阴虚。风寒热燥痰湿蕴，
痰热郁肺气火犯，寒饮伏肺痰瘀证。
兼证肺脾气虚证，还有肺肾阴虚证。

注

肺主气，司呼吸，开窍于鼻，肺主皮毛，卫外，司声音，通调水道，肺主治节，肺系病证要辨咳喘，咳痰，咳血，失音。

肺系病证常见9个证：哮证、喘证、肺痈、感冒、咳嗽、肺痨、肺痿、咳血、衄血。

肺的虚证3个：肺气亏虚证、肺阴亏耗证、气阴两虚证。

肺的实证8个：风寒束肺证、风热袭肺证、风燥伤肺证、痰湿蕴肺证、痰热郁肺证、气火犯肺证、寒饮伏肺证、痰瘀阻肺证。

肺的兼证 2 个：肺脾气虚证、肺肾阴虚证。

肺病的症状总诀

肺咳喘哮呼吸难，鼻扇鼻衄干咳痰，

膹郁胸闷水浮肿，痰饮汗证易外感，

腠理闭塞皮毛枯，皮肤干燥或无汗。

肺痈肺萎百合病，肺胀音哑气息短。

湿热下注溏泄痢，热泻热结大便干。

肠垢痔疮与肠痈，传导涩滞大肠患。

注

肺病症状：咳喘哮，呼吸困难，诸气膹郁皆属于肺；鼻衄，鼻扇，干咳咯痰，胸闷胸痛，痰饮，水肿浮肿，多汗、自汗、易外感，腠理闭塞，皮毛干枯，皮肤干燥或无汗。湿热下注则溏泄，下痢；热结大肠则大便干。肺痈，肺萎（肺萎分寒萎和热萎。肺朝百脉则肺热引起百脉皆热。热萎为肺中津液亏损，能食而腿软不能行步，用麦门冬汤。寒萎为肺气虚寒，不能收敛，用甘草干姜汤）百合病，肺胀，音哑，气息短促。

湿热下注则便溏，泄痢。热结大肠则大便干燥，湿热泄泻，肠垢，痔疮，肠痈等大肠传导涩滞类大肠疾病。

三、脾与胃的生理功能

脾主运化水液谷，脾胃气血生化主，

脾主升清主统血，脾主四肢体合肉，

在志为思液为涎，其华在唇口窍呼。

脾气应夏应四时，脾居中央为中土。

胃主受纳腐水谷，通降以降为和助。

脾升为健脾喜燥，胃主通降喜润土，

升降相因燥湿济，纳运结合后天主；

水谷入胃脾运行，脾升（转输）散精归肺布。

脾统血即气固摄，缘脾气血生化主。

脾健精微营养充，肌丰四肢有力武。

脾多寒虚胃热实，脾气脾阳两虚故，

脾气下陷、不统血；湿热蕴脾、寒湿（困脾）阻。

注

脾在腹中，在膈之下，与胃相邻。脾形如刀镰。脾为孤脏。脾为仓廪之官，五味出焉。藏谷者为仓，藏米者为廪。脾为仓廪之本，荣（营）之居也。脾为后天之本，雄浑厚重，主五行运化。脾主运化水谷和水湿，故脾胃为后天之本，气血生化之源，脾气主升清、主统血、主四肢肌肉（其充在肌肉，脾藏肌肉之气），故脾在体合肉，脾藏意，在志为思，开窍于口，其华在唇，其液为涎，其味甘，其色为黄，其数五，五化为化，五行属土，脾居中央（叫中土），脾与胃相表里，脾为阴中之至阴（见《灵枢·九针十二原》）。脾属太阴，太阴为三阴之始，故脾为至阴。脾为阴中之阴脏。脾气通于长夏或四时之气。

脾精是一身之气分藏于脾的部分，由发育过程中分藏于脾的先天之精与脾吸收的水谷之精融合而成。脾精由脾气的转输而分布到其他四脏，化为诸脏之精，"脾为孤脏，中央土以灌四傍"（见《素问·玉机真脏论》）。其中，脾精之浓厚者化营化血，轻清者化卫化气，此称"后天之本，气血生化之源"。脾精化涎，叫"脾在液为涎"。脾转输它的脾精濡养四肢、肌肉，故称脾主肌肉、四肢。脾精不足则缺乏化营生血之源和生卫化气之本，出现形体消瘦、面色萎黄、少气乏力、神疲倦怠等气与血都虚的症状。脾精是"思""意"的物质基础。

脾气是一身之气分布于脾的部分，也可以是由脾精化生的具有推动和调控脾机能活动的一类极细微物质。脾气化水谷为精微，化水饮为津液，并转输水谷之精到全身各脏腑形体官窍。

脾阴是脾气中具有凉润、宁静等作用的部分；脾阳是脾气中具有温煦、推动等作用的部分。脾阴与脾阳的作用协调，维护着脾生理机能的正常发挥。脾阴亏虚而脾失凉润宁静的作用减退，虚热内生，出现消瘦、烦热潮热、食少、口唇生疮、舌红少津，脉细数。脾阳虚则其温煦、推动等作用减退，虚寒内生，出现腹胀食少、腹痛喜温、形寒肢冷、面色㿠白，或周身浮肿、舌质淡胖、苔白滑，脉沉迟无力。

脾精不足常见营养不良的征象。脾气虚常见运化动力不足和升举无力的表现，但没有热象。脾阴虚必有热象。脾阳虚必有寒象。脾阴虚和脾阳虚两者都兼有脾气虚的表现。

（一）脾的主要生理机能

1. 脾主运化

脾主运化水谷和水液，为气血生化之源。意即脾能生气、生血。脾运化水谷而产生的精微物质是人体气血生化之源，是人体后天之本。脾有如能生化长养万物的土那样养润人体。脾属土，脾在五行属土，故称脾土。脾和胃居中焦，合称中土、中州、中宫、中焦。脾胃之气叫中气。

脾土与五官之"口"，情志之"思"，季节之"长夏"，五味之"甘"，五化之"化"，气候之"湿"，存在着某些生理上的联系，在病理上也能得到某些反应和验证：如"口甜"，可以反映"脾湿蕴盛"类情况等。

（1）运化水谷：脾气将谷食化为谷精而吸收转输到全身脏腑的生理机能。谷食入胃腐熟后变为食糜，下传小肠吸收，这个过程必须经脾气的推动和激发才能完成。

脾气传输精微的途径与方式有2个：一是上输心肺化生气血而由心肺布散到全身，二是向四周布散到其他脏腑；即"中央土以灌四傍，"亦即脾为胃行其津液。脾的运化功能强健叫脾气健运，则能为机体生精、气、血等提供充足的原料，脏腑经络、四肢百骸，肌肉皮毛等皆能得到充足的营养而发挥正常的生理机能。

脾虚失运则胃受纳腐熟异常而胃脘疼痛胀满（叫中宫满），纳差食少，呃腐臭逆。胃失和降则胃脘胀闷疼痛，呃腐吞酸，恶心呕吐。因此，过饱伤胃则阻碍了气机升降而脘腹胀满。

饮食物的消化及其精微的吸收、转输都由脾所主，为水谷精微能化生为精、气、血、津液提供充足的原料，是谓"气血生化之源"，从而营养五脏六腑，四肢百骸，使其发挥正常机能。脾气主运化使后天之精能充养先天之精，使人体生长发育，维持人体生命活动，即称脾为"后天之本"。因此健脾对养生防病具有重要意义。

（2）运化水饮：脾主运化水饮指脾气将水饮化为水精，即化为津液而吸收、转输到全身脏腑。水饮的消化和吸收也象谷食一样，在胃、小肠和大肠中进行，但必须经由脾气的推动和激发作用才能完成。

脾气转输津液的途径和方式有4个：一是上输于肺，通过肺气的宣降输布到全身；二是向四周布散，以灌四傍；三是将胃、小肠、大肠中的部分水液经过三焦下输膀胱，成为尿液生成之源；四是脾在中枢转输津液，使全身津液随脾胃之气的升降而上腾下达，使肺上源之水下达和膀胱水府的津液上升。

2. 脾主统血

脾统血即气的固摄作用的体现，指脾气具有统摄、控制血液在脉中正常运行而不溢出脉外的机能。因为脾为气血生化之源，脾健血充气旺则统摄血行有力。

脾有统摄、控制血液在经脉中流行，防止逸出脉外的功能，脾虚不能统血则血液外溢而皮下出血，便血，崩漏等。

在病理上，脾不统血与气不摄血的机理是一致的，治亦相同。脾的升举特性及其与肌肉的联系，而习惯上把下部和肌肉皮下出血如便血尿血、崩漏、肌衄等叫脾不统血。脾不统血因气虚，出血时间长，色淡质稀及气短疲倦乏力叫气不摄血。

脾气是一身之气分布到脾脏的那部分，故一身之气充足则脾气充盛；反过来，脾气健运则生气充足，则一身之气也充足。气足能摄血，脾气足而能统血，脾虚气衰则失固摄而血溢脉外。脾有升举的特性，习惯上把下部出血，如便血、尿血、崩漏及肌衄等叫做"脾不统血"，常常伴有倦怠乏力。

（二）脾的生理特性

1. 脾气上升

脾主升清：水谷入胃，靠脾的运化健全升清功能，将精微物质吸收、转输散精，上归于肺，由肺布散到全身，此即"脾为胃行其津液"，又叫脾主升清。

脾主升清包括升清精微物质和升举内脏。

（1）升清：为运化转输精微物质到全身。升清即指水谷精微等营养物质的吸收和上输于心、肺、头目，通过心肺的作用化生气血，以营养全身，故说"脾以升为健"。

脾虚不升而下注则清浊不分而腹胀泄泻，带下。脾虚还可见四肢无力，肌肉消瘦、痿软松弛，痿缩废用的痿证。

脾虚不升则精微不布，机体失养则疲倦乏力，气短懒言，叫脾气虚，又叫中气虚。清窍失养则头晕目眩，精神疲愈。

（2）升举内脏：脾气上升能维持内脏位置的相对稳定，防止其下垂。脾气上升是防止下垂的重要保证。如脾气虚弱，无力升举，重者中气下陷而内脏下垂（胃、肾脏、子宫、直肠下垂），久泄久痢，脱肛。

鉴此，脾气下陷的病机有：一为脾气虚衰，无力升举，二为中气下陷，当健脾益气，湿困脾则除湿兼健脾。湿从寒化伤脾阳用附子理中丸。

中医学的中气是指脾胃之气，是后天之本。中气是人体气机升降的枢纽。人之有生，先有中气，后有四维。中气如轴，四维如轮，这是中医的圆运动。

2. 脾喜燥恶湿

脾喜燥恶湿，与胃喜润恶燥相对而言。脾恶湿的生理特征与脾运化水饮的生理机能密切联系。脾气健运则运化水饮机能正常，水精四布而无痰饮水湿停聚为患。

脾气不升，脾阳不振，水湿不化谓湿困脾，此为内湿。外湿侵袭人体易伤脾阳，困遏脾气致湿浊内生,皆曰"脾恶湿"。"脾燥则升",脾气升转,水饮得以运化转输,机体既无内湿,也能抵御外湿。脾生湿,湿困脾,治当健脾兼利湿。

湿从热化伤脾阴。阴不制阳则虚热内生。湿热合病则缠绵难愈。湿阻中焦,熏蒸肝胆则致肝病,黄疸。

诸湿肿满皆属于脾。诸湿包括内湿和外湿。肿指皮肤、四肢浮肿。满,指脘腹胀满。肿与满可单独或相兼作病。

脾运化谷食和水饮是脾主运化的两个方面,这两者是同时进行的。饮食物是人出生后的营养来源,是生成精、气、血、津液的主要物质基础。

脾失运化水谷和水液之功则水液停聚而成水肿痰饮,水湿停于肠道则腹胀肠鸣带下泄泻(湿太盛则濡泻,洞泻);水湿停于四肢则四肢肿胀按之凹陷不起;湿停于腹则成腹水;湿停于脾胃则脘腹胀满,纳差疲乏困倦;水湿停聚成痰饮而眩晕呕恶,久咳痰多或变生杂病。

水湿流注筋骨关节则关节肿胀闷痛,重着不移或屈伸不利为拘为痿,痉挛着痹,僵硬拘紧,此即诸痉项强皆属于湿(此条指与湿有关的诸湿肿满。如肺气失宣的风水肿、肾阳虚衰的阴水肿、热邪所引起的诸胀腹大,寒邪所致之肿均不属于脾之责)。

(三)脾与形、窍、志、液、时的关系

1. 脾在体合肉、主四肢

脾主肌肉四肢(叫"四末"),即脾运健旺则吸收的精微充足,肌肉得营养则发达丰满,四肢得到营养则轻劲有力。如脾失健运,则四肢缺乏营养而倦怠无力,甚或萎废不用。

2. 脾窍为口,其华在唇

脾开窍于口,其华在唇。脾经"连舌本,散舌下,舌司味觉。脾气健运,食欲旺盛,口味正常。口唇受脾精、脾气及其化生的气血的濡养,其色泽可以反映脾精、脾气的盛衰及其机能的强弱。

3. 脾在志为思

思指思虑。思由脾精、脾气化生,叫脾志。思又与心神有关,故称"思出于心,而脾应之"。思虑过度,所思不遂则思虑伤脾,则脾气结滞,不思饮食,脘腹胀闷,头目眩晕等。

4. 脾在液为涎

涎为口津,是唾液中清稀的部分,涎为脾精上溢于口所出,涎能保护并润泽口腔,进食时涎液分泌增加,以助食物的咀嚼和消化,故称"涎出于脾而溢于胃"。脾精、脾气充足则涎液化生适量,上行于口而不溢出口外。脾胃失和、脾气不摄则涎液异常增多而流涎不已;如小儿流口水叫"滞颐",治当温脾散寒。如脾精亏虚,涎液分泌减少则口干舌燥。

5. 与长夏或四时之气相适应

脾气属土,"土爱稼穑"、化生万物。与长夏相应,同气相求,长夏炎热可使脾虚生化之机能更旺健。脾土养五脏,四时皆有土气,故脾不只主一时,而四时皆旺,此谓"脾主四时";"四季脾旺不受邪"。

但若脾气虚,湿反困脾则湿热相兼为病,使脾受湿伤,而身热不拘,困重脘痞,纳呆泄泻,治疗要重在除湿,叫"湿去热孤"之法。

(四)脾与胃

胃脾中焦膜相连,胃腔上中下3脘。

胃纳水谷腐熟降,喜润恶燥是特点。

胃津胃气胃阴阳，脉中胃气强弱鉴。
胃气精气属胃者，中气谷气正气篇。
胃气不降饮食减，便秘胃痛胀痞满。
胃气上逆恶呕呃。影响心肺失眠烦，
牙龈喉肿口舌疮。胃不和则卧不安。

注

胃与脾同居中焦，以膜相连。胃腔叫胃脘。胃脘分为上脘（包括贲门），下脘（包括幽门），上、下脘之间的部分叫中脘。胃主受纳水谷叫"太仓"，"水谷之海"，"水谷气血之海"，因此足阳明胃经为多血多气之经。胃主腐熟水谷。

胃气下降其义有4：

①饮食入胃，胃纳不拒。

②经胃腐熟形成食糜，下传小肠消化。

③使食物残渣下传大肠，燥化为便。

④使粪便有节度地排出体外。

胃喜润恶燥。胃受纳腐熟依赖胃气的推动和胃中津液的濡润，故保护胃中津液至关重要。

胃津、胃气、胃阴、胃阳是各自独立的概念。胃阴虚有热象，胃阳虚有寒象。胃气虚消化机能减退而不会见到寒热之象。

胃津虚见干燥失润之象也不会见寒热之象。

脉中胃气的强弱对判断病情预后极为重要。胃气是一身之精气分布于胃者，对胃气的认识主要有四点：一是胃的精气，二是脾胃之气叫中气，三是谷气即水谷之气，四是把胃气视为人体一身之气或叫正气（叫做：那人有"脾气"）。

胃气不降则饮食减少，便秘，胃痛，胃脘胀痞满。胃气上逆则恶心、呕吐、呃气。胃气上逆影响心肺则失眠，心烦，牙龈咽喉肿痛，口舌生疮。胃不和则卧不安。

《素问·平人气象论》："胃之大络，名曰虚里。贯膈络肺，出于左乳下，其动应衣，脉宗气也（指心）……左乳之下其动应衣，宗气泄也"。

脾与胃同居腹中（中焦）。脾胃对饮食有受纳、腐熟、消化、吸收及输布的功能，为气血生化之源，五脏六腑，四肢百骸皆以受养，故脾胃为后天之本。脾脉与胃相联络而为表里，胃脉络脾。

胃为水谷之府。胃主受纳和腐熟水谷，胃喜润恶燥，主通降（降浊）且以降为和（否则浊气在上，则生膜胀）。此即食物的整个消化过程有赖于胃气的和降，胃以和降为健。脾喜燥恶湿，主运化，脾气升清，以升为健。脾气易虚，胃气易实。叫"阴道虚，阳道实"。脾阴、脾阳主内；胃阴、胃阳主外，故外在火邪易伤胃阴、寒邪易伤胃阳；内伤火热易耗脾阴，内生寒邪易损脾阳。

脾为胃行其津液，是说脾主升清的功能。

脾与胃相表里，纳运结合，升降相因，燥湿相济，共同协调完成对饮食物的受纳、消化、吸收和输布排泄，为气血生化之源，为后天之本。故脾主运化水谷精微是气血生化之源。

简言之，脾气主升，胃气主降的升降关系是气机升降之枢纽。人体的各种复杂的物质代谢转化都是在气机的升降出入过程中完成的。

脾精、脾气、脾阴、脾阳的各自特点见上述。

脾病多虚证和寒证，胃病多实证和热证（故称"实则阳明，虚则太阴"）。

脾的虚证有脾气虚，脾阳虚，脾气下陷，脾不统血等证；脾的实证有湿热蕴脾和寒湿困脾等证。

诸多内容，记熟口诀即懂。

脾的纲领性口诀

脾运统血脾气升，喜燥恶湿肉四肢，
窍口华唇志为思，脾液为涎夏四时。

注

脾主运化（谷食和水饮），脾主统血，脾气主升（上升、升清、升举内脏），脾喜燥恶湿，脾在体合肉，脾主四肢，脾开窍于口、其华在唇，脾在志为思，脾在液为涎，脾气与长夏或四时之气相适应。

脾胃病辨证的总纲口诀

脾主运化水谷湿，脾病多与湿有关。
升清统血肌肉肢，窍口华唇是特点。
脾胃病呕泻胃痛，吐血便血呃逆痰。

注

脾主运化水谷和水湿，故脾病多与湿有关。

脾主升清，主统血，在体合肌肉，脾主四肢，脾开窍于口，其华在唇。

脾胃病变的主症有：呕吐、泄泻、痢疾、胃脘痛、吐血、便血、呃逆、痰饮等。

脾胃病症状总诀（根据上述总结而得）

脾胃痞闷顶胀满，反胃嘈杂呃腐酸，
口苦口臭恶心呕，嗳气腹痛吞咽难，
里急后重异物感，灼热冷痛无饿感，
食少厌食或挑食，油腻即泻胃痉挛，
消谷善饥食无味，胃部抽筋黑大便，
完谷不化泄痢出血贫，消瘦虚胖头晕眩，
闷油烂糟火冲冲，水肿萎黄和黄疸；
口吐清水带下稀，痰饮鼓胀清稀痰，
倦乏无力肌无力，诸痉项强、湿肿满。
湿疹痹痿重如绑，坠胀气短又懒言，
先多崩漏出血证，内脏下垂大便干。
脱肛阴挺自流尿，便血崩漏和紫癜。
胁肋隐痛喜太息，痛有定处痛拒按。
舌淡花剥黄腻镜，脉细弱弦滑或缓。

注

脾胃病症状：心窝痞闷、心窝顶、心窝胀满，反胃、嘈杂、呃腐吞酸，嗳气，吞咽困难，腹痛，泄痢，里急后重，胸骨后异物感，完谷不化，口苦口臭，恶心呕吐，心窝灼热或冷痛，食欲不振，无饥饿感，食少，厌食或挑食，食油腻即泻，胃痉挛，食欲不振或过强，消谷善饥，饮食无味，胃部抽筋，呕血、便血，崩漏，贫血，消瘦，虚胖，头晕目眩，烦躁不安，水肿，萎黄，黄疸，口吐清水，带下清稀，诸痉项强、诸湿肿满，倦怠无力，重症肌无力，痰饮，鼓胀，咯清稀痰，湿疹，痹萎，身重如绑，下腹或肛门坠胀，气短懒言，月经先期或经量过多，内脏下垂，大便干。

胁肋隐痛，喜太息，痛有定处且痛处拒按。舌苔淡、花剥、黄腻，舌光如镜，脉细弱或弦或滑或缓。

胆胃失和则头眩晕，黄疸，萎黄，食油腻即泻。

诸痉项强、诸湿肿满皆属于脾：脾虚失运化水湿之力则虚胖，水肿、浮肿，萎黄，痰饮、鼓胀、咯痰清稀，身重如绑，困倦无力，湿疹，口吐清水，带下清稀。

脾气下陷则气短懒言，肛门坠胀，肌无力，内脏下垂，久泄久痢，脱肛、阴挺，不自主流尿。

脾不统血则见月经先期，月经过多，崩漏，消化道出血，肌衄，紫癜，五官等出血证。

四、肝与胆的生理功能

肝刚疏泄藏血魂，其华在爪体合筋，
在志为怒液为泪，开窍于目通应春。
肝主疏泄四作用，胆汁泌泄脾胃运行，
调畅气机和情志，排精排卵通月经。
肝喜条达恶抑郁，为肝生理主特性。
肝脏藏血调血量，防止阳亢出血行；
肝气左升右肺降，肝脏用阳而体阴。
胆汁肝之精气生，胆囊存泄胆汁行，
中正之官出决断，胆为中精之府名。

注

肝居胁下。肝者，罢极之本。肝藏魂，魂之居也。肝为刚脏，肝为将军之官，谋虑出焉。肝主疏泄，肝主藏血，肝藏魂，在体合筋（肝主筋，其充在筋），其华在爪，在志为怒，其液为泪，开窍于目，其味酸，其色青（苍），其数八，五化为生，五行属木（称肝木），生机勃勃，主五行生机，肝与胆相表里，肝为阴中之阳脏（少阳）（见《灵枢·九针十二原》）。肝气通于春气。

（一）肝的主要生理机能

1. 主疏泄

肝的生理特性主要是肝喜条达而恶抑郁，凡精神情志之调节都与肝有密切关系。其主疏泄包括5个方面的作用：

①疏通、畅达，升发气机，对脏腑、经络、器官等的活动过程中，气的升降出入运动维持着平衡协调的作用，以确保内环境的稳定。肝主疏泄的作用主要是对机体气机的影响。肝

主疏泄的中心环节是调畅气机。

肝气疏泄、畅达则全身气机正常有序，否则，脏腑气机紊乱而疾病众生，故谓肝为五脏之贼。肝失疏泄的病机有 3 个方面：

之一：肝气郁结：其疏泄之功能减退则气的升发不足，而气机不畅或气机郁结，可见胸胁、两乳或少腹等局部胀痛不适。气机郁结而致血瘀，瘀积，肿块，经行不畅，痛经，闭经，痰核，鼓胀等。气机郁滞，郁久化热生火而火热，肝火上炎则两目红肿而痛。一切郁证都有热，故治郁证要在方药中加清热药。

之二：肝气亢逆：肝疏泄之功能太过则气的升发过亢而使气的下降不及，而肝气亢逆，可见目眩、头胀头痛、面红目赤、急躁易怒。肝气上逆而血随气逆（血随气涌）则面红目赤、吐血、衄血、气厥等。

之三：肝气虚弱：肝气虚弱则疏泄不及，升发无力而因虚致郁，症见忧郁胆怯、懈懒乏力、头晕目眩，两胁虚闷、善太息、脉弱。"肝虚则恐"，"虚则目䀮䀮无所见，耳无所闻。

②肝主疏泄可调畅情志。情志活动是脏腑精气对外界刺激的应答，属心主神明的生理功能，但也与肝的疏泄功能密切相关。

肝的疏泄之功能正常则气机调畅，气血和调，心情开朗，身体健康。

肝气不疏，气机郁滞、情志抑郁则郁郁寡欢，情绪低沉叹息，沉默寡言，胸闷短叹，善太息（出长气）则舒。情志亢奋则易怒烦躁，头晕目眩，心烦失眠少眠，不睡觉而想走来走去（少卧欲走）。

③调畅血和津液的运行输布。血液的正常运行和津液的输布，依赖气的推动和调控。一般情况下，人体的各部分血量是相对恒定的，但又可随着机体活动量、情绪、外界气候等因素的变化而变化。剧烈运动或情绪激动则外周血流量增加；安静或休息时，外周血液分配量减少，都是通过肝主疏泄与肝主藏血的协同作用来实现的。

肝疏失常，肝气不疏，气滞则血瘀而成积症肿块，位置固定，痛处拒按，或上窍出血，或月经不调、闭经痛经；气滞不行而气机升降出入障碍则胀满不适，或气厥、气鼓。

气厥："血之与气并走于上，则为大厥，厥则暴死；气复反（返）则生，不反则死（见《素问·调经论》)"。

气滞不行则气血水运行障碍。气滞则水停而成痰成饮；痰挟血瘀遂成窠（痰核、包块、瘿瘤、肿瘤、癥瘕积聚）。气停则血停而血瘀，血瘀不行则化为水而水肿，气血水瘀的腹水是最难治疗的顽固性腹水（相当于西医学的肝肾综合征）。

气鼓是因肝气郁结则脏腑经络气机闭塞不通可引起腹部胀满，肠道鼓胀，叩之如叩鼓皮，中医叫气鼓；如游走攻串作痛者则称瘕聚，治当疏肝解郁，理气行滞，用逍遥散加大七气汤。

气肿按之随手而起，水肿按之凹陷不起。肿为水溢，胀为气凝。

癥多指下腹肿块，积多指大腹肿块。癥积按之边缘清楚，推之位置不移，痛有定处。瘕聚之气块气包的肿块时聚时散，位置游移不定，痛处走窜。

④肝的疏泄可调畅脾胃之气的升降。肝能促进脾胃的运化功能。肝的疏泄功能和脾胃的升降密切相关，维持着脾的升清和胃的降浊之间的协调平衡。此即土得木疏则水谷乃化。

肝病犯脾，脾虚肝乘，肝脾不和影响脾的升清功能则胁痛胀闷，腹胀便溏，飧泄，眩晕，严重者可致鼓胀、水肿。肝病犯胃，肝胃不和，胃失和降而影响胃的降浊功能则呕逆嗳气、脘腹胀满疼痛、便秘。肝胆失和影响胆汁的分泌与排泄则胁下胀，疼痛，口苦，纳食不化，黄疸等。

⑤肝主疏泄不仅调节着胆汁的分泌与排泄，还与妇女的排卵和月经的来潮、男子的排精密切相关。

胆汁又叫"精汁"，由肝之精气汇聚而成。胆汁的分泌和排泄是在肝气的疏泄作用下完成的，肝失疏泄，则胆汁的分泌排泄失调而厌食、腹胀。郁久而生结石、胁痛、黄疸等。如肝气亢逆，肝胆火旺，疏泄太过致胆汁上溢，症见口苦、泛吐苦水等。

妇女以肝为先天，肝与妇女的排卵和月经的来潮、男子的排精密切相关。故肝气不疏则妇女月经异常，排卵排乳异常；男子排精异常。

"女子以肝为先天"，肝气疏泄正常，肾气闭藏正常则女子月经正常。肝失疏泄，肝气郁结则女子月经后期、量少，经行不畅，痛经，闭经，经期不定等。如肝火亢盛，疏泄太过，血不循经则月经前期、量多、崩漏，一月多来等。

2. 肝主藏血

（1）贮藏血液：肝藏血为阴、肝居下为阴（肝体阴）。肝血即肝所藏之血。肝血寓肝精。肝精、肝血是肝的机能活动的物质基础，是胆汁化生之源。

肝主血海、肝为血海、肝主藏血均指肝脏有贮藏血液的作用，体现在4个方面。

一是肝主藏血以濡养肝脏自身及形体官窍，濡养筋、爪、目等；肝与筋及四肢：肝血虚不能荣筋则筋脉拘急抽搐，肢体麻木，屈伸不利，爪甲枯槁（脆甲、薄甲、翘甲），肢体僵硬不柔和，震颤，筋腱无力，斜视，眨眼。肝受血而目能视。

二是妇女月经血生成之源。冲脉起于胞中、通于肝，肝血充足又气机畅达则肝血流注冲脉，冲脉血海充盛则月经按时来潮，故说肝血为经血之源，并将肝与冲脉并称为"血海"。如肝血不足则月经量少，闭经。

三是化生和濡养肝气。肝血充足则能化生和濡养肝气，并能维持肝气的充沛与冲和畅达而发挥正常的疏泄机能。肝血不足则出现疏泄不及的病变。

四是化生和濡养人之魂，维持正常神志和睡眠。肝血虚则引起肝与神志病变：肝血虚肝血不足，血不养魂则魂不守舍如人将捕之而惊骇多梦，恶梦，失眠，卧寐不安、梦游、梦呓或幻觉等。

（2）调节血量：肝能调节血量。肝血充旺盛，可防止肝阳升腾过亢或出血：咳血，吐血，衄血，崩漏，月经量过多等病变。肝阳上亢则患目眩，头晕，头痛，头胀，头重脚轻，急躁易怒，面红目赤，"静物撞"即看到静止不动的物体如静停着的车辆好像朝着自己在开过来要撞自己一样。肝病则藏血功能失常而病血虚或出血。

（3）防止出血：肝为藏血之脏，具有收摄血液，防止出血的机能，即肝主藏血而摄血。

肝内血液储藏充足则可涵养肝气，维持肝气的冲和条达，以保证肝疏泄机能的正常发挥；血藏于肝中，以及肝血疏布外周，或下注冲任形成月经，都需肝气疏泄作用的调节而完成。

肝血充足体现在三个方面：

一是肝气能收摄血液。肝气充足能固摄血液而不致出血；

二是肝气疏泄畅达气机，维持血液运行通畅而不出血；如肝气亢逆，疏泄太过而血随气逆致出血。

三是肝主凝血，肝之阴气主凝敛，肝阴充足可涵敛肝阳，阴阳协调则能发挥凝血作用而防止出血。

肝不藏血因肝气虚弱失于收摄，肝火旺盛灼伤脉络而迫血妄行，肝阴不足不能凝敛血液于肝脏而虚火内扰致出血。可见，肝主疏泄和藏血的机能是相互为用、相辅相成的。

肝不藏血则月经量少，闭经，崩漏。肝血虚不能养肝阴则肝阳升泄太过则致各种出血，疏泄不及则血瘀。

肝血虚表现在月经、目、筋、神志、四肢、风等的病变。

（二）肝的生理特性

1. 肝为刚脏

肝为刚脏，肝性刚强，肝有刚强躁急的特性。肝主藏魂，肝为将军之官是指肝有病变则肝气易动易亢，这就叫肝体阴而用阳。

左升右降：注意中医学中左肝右肺的含义：左肝右肺是左升右降的阴阳升降运动，就是说肝气从左而升、肺气从右而降即肝升肺降的中医生理学、病理学概念，不是肝在左胸、肺在右胸的解剖学概念。

肝为刚脏，肺为娇脏，肝气左升，肺气右降，左升右降相互协调，刚柔相济。肝升太过，肺降不及，则见肝火犯肺之病证，面红目赤，咳嗽咳痰。

用阳：肝内寄相火为风木之脏。肝气主升主动为阳，肝必须柔软才正常。肝阴易虚而肝阳易亢，阳亢气逆而动风则眩晕拘挛、抽搐震颤，或猝然昏厥，不省人事，中风瘫痪等。因此，治肝重在滋阴养血与柔肝和肝（柔和肝脏），治则就叫抑制涵敛肝阳。

2. 肝气升发

肝气是一身之气分布于肝的部分，由肝精、肝血化生，是推动和调控肝脏机能活动的一类精微物质，具有升发的特性。

肝气升发，指肝气向上升动，向外发散以调畅气机的生理特性。肝在五脏属木，通于春气。春为四季之始，春天阳气始发，内孕生升之机。用肝木比类春天树木生长伸展、生机勃发之性，肝亦具有生长升发、条达舒畅的特性。

肝气升发能启迪诸脏，使诸脏之气生升有由，而气血冲和，五脏安定，生肌不息。而肝的升发有度，全赖肝阴与肝阳的协调。

肝精，是一身之精分藏于肝的部分，由发育过程中分藏肝的先天之精及脾气"散精于肝"的水谷之精相合而成。肝精主要以和肝血相结合的形式藏存于肝内。

肝阴是肝气中具有凉润、柔和、宁静、沉降、抑制作用的部分。肝阳是肝气中具有温暖、升发、推动和兴奋作用的部分。肝阴与肝阳协调，肝气才能柔和升发，发挥疏泄畅达之能。肝阴不足而肝阳升发太过则见肝火上炎、肝气亢逆等病。肝阳不足而肝阴偏盛易升发不足，出现寒滞肝脉的病变。

（三）肝与形、窍、志、液、时的关系

1. 在体合筋，其华在爪

筋，附着于骨而聚于关节，具有连接关节、肌肉，主司关节运动的机能。诸筋者，皆属于节《素问·五脏生成》。肝主筋，肝为罢极之本，是说肝能耐受疲劳。故肝藏筋膜之气。人的运动能力的强弱与筋的力量"筋力"（非精力）有关。七八肝气衰，筋不能动，老年人肝的气血衰减了则筋腱就疲软无力了，活动就欠灵活了。

肝与风：肝血虚或肝阴虚则肝风内动，可见麻木，痉挛抽搐，角弓反张，口眼喎斜，牙关紧闭，瘛疭，厥证等症，此即诸风掉眩皆属于肝。此条之风指内风。两眼视物发黑叫眩。

两眼视物旋转为晕。头晕，眼前冒黑花，蚊蝇飞舞或眼冒金星闪烁不定；掉眩指肢体动摇振摆颤动不定，头晕目眩等属于肝的病变（不可把一切晕眩、掉眩都当作此条之风去对待：如气血两虚、痰湿之头晕目眩就不属于此条）。

肝为风木之脏。诸暴僵直皆属于风。强直是指颈项强硬挺直的意思。诸暴强直指凡是动摇不定，拘挛收缩，头晕目眩，天旋地转，视物昏花，或突然发病，来势凶猛急骤，肢体僵直，僵硬不柔和的病症，大多与肝有关。这种突发之病与风有关，与肝的关系密切，这就叫"肝为风木之脏"。

注意：（肝阳上亢即化风）肝阳化风、热极生风、阴虚风动、血虚生风、血燥生风都是肝风内动的表现（见下肝风内动总诀：也是破伤风、小儿急慢惊风均有的表现）。

2. 在窍为目

目，又称"睛明"，是视觉器官。肝在窍为目，肝脉上连目系，交于巅。目又叫"精明"，目的视觉机能靠肝精的濡养和肝气的疏泄，故叫目为肝之窍。是中医肝与目学说的基础。

五脏六腑之精气都上注于目：精之窠为眼，骨之精为瞳子，筋之精为黑眼，血之精为络，肌肉之精为约束，此为"五轮"，肝阴虚则肝阳上亢、肝气亢逆，可见目眩、目赤、眼球突出。除肝以外，目的视物机能还需五脏六腑之功。

肝经风火则两目红赤，流泪不止，迎风流泪。

肝血虚或肝阴虚则夜盲，两目干涩、泪少，视物昏花，视力不足，视久眼倦，重影，斜影，视正反斜，闪烁影晃等。

肝血虚或肝阴虚则肝风内动，黑睛上吊斜视。

肝肾两虚则眼前冒黑花、蚊蝇飞舞症，眼冒金光，眼冒金星闪烁不定，日久易致盲。

3. 肝在志为怒

怒是人在激动时由肝之精气对外界刺激的应答而出现的正常情感反应，故怒为肝志。怒以肝之气血为生理基础。怒伤肝，大怒伤肝而肝气上逆，血随气乱，血随气逆上涌则头面瘀血，上窍出血或颅内出血，发生脑血管破裂出血。

4. 肝在液为泪

泪从目出，由肝精、肝血经肝气疏泄于目而化生，能濡润眼球，保护眼睛。正常情况下，泪不外溢。肝疏泄失常则泪液的分泌、排泄异常。如肝血不足则两目干涩。肝经风热或肝经湿热，则泪眵增多，迎风流泪，此为热泪。两目虽无红赤热象而也有迎风流泪或怕风流泪，兼眼冷之流泪为冷泪；还可有遇阳光则患眼病：目红，目痛，目胀，目涩，目痒难忍。

5. 肝气通于春气

肝气随春而升盛，升发畅达，人气亦随"春生"之气而生生不息，人体之肝气升发、疏泄，喜条达而恶抑郁，故与春气相适应。养生保健当：春三月夜卧早起，广步于庭。

"二月春风剪命刀"即春天易发生中风瘫痪疾病。如素体肝旺阳亢，脾胃虚弱，则在春季易于发病，可见眩晕，烦躁易怒，中风昏厥或情志抑郁，两胁胀痛，胃脘痞闷，嗳气泛恶，腹痛腹泻等。

（四）肝与胆

胆附于肝，胆脉络肝故肝与胆相表里。肝胆同司疏泄，共主勇怯。胆性刚直果断，胆为中正之官，决断出焉。肝为将军之官主谋虑，而计谋策略的决断实施靠胆。胆具有对事物进行判断，作出决定的功能。此决断功能取决于胆气的强弱。胆虚、胆气虚则胆怯，睡眠不安，失眠多梦恶梦、易惊易恐如人将捕之。

胆为"中精之府"，"中清之府，清净之府"，贮藏胆汁（精汁）。胆汁由肝之精气化生而成，胆囊的主要生理功能是贮存和排泄胆汁，但胆汁的排泄正常与否同肝的疏泄功能密切相关。

胆藏精汁（胆汁）与胃、肠等有别，故又属奇恒之府，亦称胆为"中精之腑"。胆汁不循常道下行而上逆则可有口苦、消化不良，厌食恶心、呕吐黄绿苦水、黄疸、食少便溏、胆结石。胆热痰扰则急躁易怒、惊悸而烦、胁胀腹胀、偏头痛、耳热耳鸣。

因肝属厥阴经，胆属少阳经，少阳为枢（太阴太阳为开，阳明厥阴为阖，少阴少阳为枢）。

少阳病变表现为：胸胁苦满，寒热往来，口苦咽干，目眩，胁痛，心烦喜呕，饮食减少，厌油腻，乳房胀痛等。

肝 的 纲 领 性 口 诀

肝疏泄畅情志血，藏血调血防出血，
津液运布气升降，胆汁男女畅疏泄，
刚脏左升右降阳，筋爪目怒泪春色。

注

肝主疏泄畅即疏通畅达：疏泄畅达情志，调畅血和津液的运行输布，调畅脾胃之气的升降，调节胆汁的分泌和排泄，调节男子排精、女子排卵和月经的来潮，肝主藏血、调节血量、防止出血；肝为刚脏，左升右降，体阴用阳，在体合筋，其华在爪，开窍于目，在志为怒，在液为泪，肝气与春气相适应。

肝 病 症 状 总 诀（根据上述总结而得）

肝气郁结肝火炎，肝阳上亢肝风生，
热极肝阳血阴风；肝虚血虚阴虚病；
实证胆郁痰扰证，肝胆湿热肝寒凝。

肝郁胸乳少腹胀，瘀积包块水肿胀，
痛经闭经和痰核。肝亢目眩头痛胀，
头重脚轻急躁怒，面红目赤"静物撞"。
肝气逆气厥血证，气鼓气胀和鼓胀。
不舒太息抑郁闷。肝气郁滞水饮痰。
肝经风火眼红赤，遇风遇光流泪患。
肝寒凝瘀痛不孕，阴冷腹冷盆腔炎。
精冷死精腺肌症，经痛闭少胎育缓。
肝阴虚潮热眼干，夜盲视蒙视力减。

肝不藏血闭少崩。肝血不足惊失眠，
筋软爪枯面无华，目眩眼痛胀疲倦，
斜视眨眼飞蛾症，视物昏花视力减，
重影夜盲眼干涩，金星黑花眼跳颤。
肝肾两虚飞蛾症，流泪眼内金光闪。
肝气犯胃苦呕呃，便溏便秘腹胀满。
肝气犯脾晕胁胀，癥瘕水肿鼓胀满。
肝脏体阴而用阳，体阴居下藏血鉴。
用阳春风木升动，肝气易逆肝风患。
肝阳虚则胀闷坚，筋脉拘急见伤寒。
胆病厌油饮食减，口苦黄疸惊失眠，
胆石偏头痛胁腹胀，便溏耳热鸣聋患。

肝胆失和胁痛胀，口苦纳差和黄疸。
少阳口苦咽干眩，寒热乳胀胁苦满。

注

1. 肝气郁结则胀满，胸、乳房、少腹胀，瘀积包块，水肿，鼓胀，痛经，闭经，痰核。

2. 肝阳上亢则目眩、头晕、头痛、头顶痛、头胀，头重脚轻，急躁易怒，面红目赤，"静物撞"即看到静止不动之物体（如静止没动的车辆像朝着自己开过来）要撞自己样。

3. 肝气上逆则血随气逆而面红目赤，出血证，目赤躁怒，气鼓气胀，重则气厥。

4. 肝气不舒则善太息，抑郁闷闷。

5. 肝气郁滞则气停而水停致水饮，痰饮。

6. 肝经风火则眼红赤，遇风遇光流泪。

7. 肝经寒凝则血瘀，疼痛，阴冷，少腹冷：女则外阴冷，盆腔炎、痛经，闭经，月经过少、经血紫黯紫黑挟小血块，子宫寒冷不孕，或孕胎发育迟缓，子宫内膜异位症，腺肌症，盆腔炎。男则睾丸冷，精冷，死精不育。

8. 肝阴（虚）则潮热眼干涩，夜盲视蒙视力减。

9. 肝不藏血则闭经，经少，崩漏。

10. 肝血不足惊失眠，筋软、爪甲枯、面无华，目眩、流泪、眼疲倦，斜视，眨眼，飞蛾症，视物昏花，视力减弱，重影，夜盲，眼干涩，眼冒金星黑花，眼跳震颤。

11. 肝肾两虚则飞蛾症，流泪，眼内金光闪耀，眼角流飘金光、黑光或五色光。

12. 肝气犯胃则口苦，呕吐呃逆，便溏，便秘，脘腹胀满而痛。

13. 肝气犯脾则眩晕，胁痛腹胀满，飧泄，癥瘕，水肿，鼓胀。

14. 肝体阴而用阳：肝属五脏之一，五脏为阴；与肾同居下焦，下焦为阴；肝藏阴血为阴。

肝"用阳"指肝应春气，其气主升主动，升动为阳，肝为风木之脏，肝气易逆，肝风易动为阳。即肝的功能为阳。肝阳虚的核心症状是胁下胀满或坚结，筋脉拘急及虚寒症状、养眼和生殖方面的症状。

15. 胆病则厌油，饮食减少，口苦，黄疸，惊悸失眠，胆结石，偏头痛，胁痛腹胀，便溏耳热，耳鸣耳聋。

肝胆失和则胁痛腹胀，口苦纳差，黄疸。

16. 足少阳胆经为病则口苦咽干目眩，寒热往来，乳房胀痛，胸胁苦满。

17. 肝气郁滞则气停而水停致水饮，痰饮。

肝精、肝血、肝气、肝阴、肝阳根据各自特点去理解。

肝胆病辨证的总纲口诀

肝刚条达恶抑郁，体阴用阳火风变，
肝贼病杂治法广，肝病阳亢最多见。
肝主疏泄畅气机，疏土助运情志变。
妇女月经与孕育，女子以肝为先天。
藏血主筋开窍目，藏魂谋虑胆决断。
肝辨头痛头眩晕，麻木抽搐和痉挛，
癥瘕积聚鼓胀病，胁痛昏厥和黄疸。
肝虚滋柔补养法，实证疏泄平降法，
治肝8法养柔温，疏清泻平镇肝法。

注

肝为刚脏，肝体阴用阳，喜条达而恶抑郁，郁则化火、生风，故肝病以阳亢多见，肝性易动而难静，肝病易延及它脏，故说"肝为五脏之贼"。肝犯病最杂而治法最广。肝病以阳亢最多见。

肝主疏泄，调畅气机：①疏土助运：助脾运胆汁疏泄以助消化，②调节情志变化。③调节妇女月经与孕育，即"女子以肝为先天"。

肝主藏血，主筋，开窍于目。肝主藏魂，主谋虑；胆主决断。肝脏病证要辨头痛，要辨眩晕，要辨麻木，要辨抽搐和痉挛，要辨癥瘕积聚，要辨鼓胀病，要辨胁痛，要辨昏厥，要辨黄疸。

肝胆系病证有：胁痛，黄疸，萎黄，癥瘕积聚，鼓胀，眩晕，头痛，中风，瘿病，疟疾计10个病种。肝病的病因多由情志所伤，并与身体素质、饮食、感受外邪有关。病理表现为气郁，化火，动风，耗血伤阴之变。并易累及脾、肺、心、肾等脏。对其辨证以虚实为纲，分别阴阳气血。治疗肝的虚证用滋柔补养之法，治肝的实证用疏泄平降之法，具体来说治肝有8法：养肝、柔肝、温肝、疏肝、清肝、泻肝、平肝、镇肝。

肝病变的实证有肝气郁结，肝火上炎（肝胆火盛），肝风内动（热极生风、肝阳化风）。肝的虚证有：肝阴（血）虚，血燥生风。肝的兼证有肝肾阴虚，心肝火旺，肝胃不和，土败木贼。

五、肾与膀胱的生理功能

肾脏主水纳清气，藏精长育和生殖，
主骨生髓通于脑，齿为骨余华发示，
在志为恐液为唾，肾脏开窍耳二阴。
膀胱贮尿和排尿，全靠肾之气化成。

肾主藏精分阴阳，五脏之本肾阴阳。
阴阳之根肾恶燥，命门真阴与其阳，
肾阳推动又温煦，水火之宅宜潜藏。
肾主蛰守肾气升，肾阴濡润和滋养，
肾气冬气相适应，肾精肾气肾阴阳。
肾阴阳虚肾精亏，肾气不固不纳气。

注

肾位于腰部，左右各一。肾主水，主纳气。肾藏精（精之处也），主生长发育和生殖。肾为作强之官，伎巧出焉。肾藏志。肾在体合骨：肾主骨、生髓、通于脑（齿为骨之余，脑为髓海），其华在发、肾在志为恐、在液为唾，肾脏开窍于耳及二阴（耳为肾之官），其色为黑，其味咸，其数六，五化为藏，五行属水：称为肾水、肾为水脏。肾属水，为先天之本，主五行之绵绵不绝。肾与膀胱相表里。肾为阴中之太阴。肾为阴中之阴脏。肾气通于冬气。

（一）肾的主要生理机能

1. 主藏精

精的口诀

精含先天水谷殖，不含血和津液髓。
精分人体脏腑精，液态流储脏腑间。
精藏脏腑主藏肾。精的代谢三过程：
生成储藏和施泄。施泄养脏推调控，
施泄化为生殖精，精功濡化气血神。

注

肾封藏精液。精贮藏在脏腑内，但主要藏于肾内。肾是"封藏之本"，是人体之本。

肾精是一身之气分藏于肾的部分，由禀受于父母的先天之精为主体，加之部分后天之精相合而成。肾精的一部分化为生殖之精，繁衍生命，为生命产生之本源。

肾藏精。精含先天之精、水谷之精和生殖之精，不含血和津液髓。精分为人体之精和脏腑之精。精一般呈液态形式储存、流注于脏腑之间。一身之精分藏于各脏腑，成为脏腑之精。肝精、心精、脾精、肺精和肾精各具不同的存在形式及生理功能。

精藏于脏腑但主藏于肾。精能濡养脏腑，化生脏腑之气，推动和调控脏腑的生理机能。

精的代谢有3个过程：生成，储藏和施泄。精的施泄一是濡养脏腑，化气以推动调控脏腑的生理功能；二是化为生殖之精以繁育后代；三是精有濡养脏腑的功能，以使脏腑能化气、化血、化神，从而能极好地体现人体的健康与否。

肾精：肾藏之精包括先天之精，后天之精（水谷之精），生殖之精，脏腑之精，骨髓之精，生克之精。眼最能体现五脏之精。肾主开阖即肾是保精的重要之脏。

肾藏先天之精和后天之精。先天之精指生殖之精，后天之精指水谷之精转化而成的脏腑之精。先天之精资生后天之精，后天之精滋养先天之精，先天和后天之精相互依存、补充、促进，不能分开。先、后天之精相互资助，相互为用，合化为肾精。肾精所化的肾气，主要属先天之气，即元气。

因此，肾藏精包括了肾对肾精的贮存闭藏，存藏的精充足丰满而又可生精。化精即施泄、化气、化血、化神。欲长寿故应该在45岁起、最迟58岁以后当保精保肾，保得一分精便保得一分命。

肾阴肾阳：肾气含肾阴肾阳。肾阴、肾阳是各脏腑阴阳的根本。

肾为先天之本，说明肾是人体的重要脏器，肾为作强之官，伎巧出焉。作强即骨骼健壮能耐受大强度的劳动发力。伎巧指聪明才智，精巧多能。肾为作强之官，它能使人发挥强力而产生各种技巧。肾精强旺，髓足骨强则力量强大。精生神，精足神强而多伎巧。故治聪明当强肾壮精开窍。

肾阴："五脏之阴气，非此不能滋"：肾阴对机体各个脏腑组织器官起凉润、滋养、宁静和抑制作用。

肾阳："五脏之阳气，非此不能发"：肾阳则对机体各个脏腑组织器官起着推动、温煦和兴奋的作用。

肾阴和肾阳之间互相制约、依存、互用，共同维护着各脏阴阳的相对平衡。

肾藏精，精化气，肾精充足则肾气充足；肾精亏虚则肾气衰。机体的生长壮老已的生命过程取决于肾精与肾气的盛衰。简言之，五脏六腑之阳都由肾阳来推动，五脏六腑之阴都由肾阴来资助濡养。故肾为生长发育之源。因此，保健长寿当从肾（先天）、脾胃（后天）和心（循环）着手。

（1）肾精主生长发育与生殖

肾藏之精有广义和狭义之精。

狭义之精是指生殖之精，是胚胎发育成生命的物质叫生殖之精，中医叫"天癸"。

机体生殖器官的发育，性机能的成熟与维持，以及生殖能力等，取决于肾精与肾气的盛衰。

肾气是一身之气分布于肾的部分，也可以说是肾精所化的具有推动和调控人体生长发育、生殖、呼吸、津液代谢等机能活动的一类极细微物质。肾气还是人体防御机能的根本。

天癸是指人出生后，先天之精和后天之精相互滋养，肾精和肾气的不断充盈，发育到14～15岁的青春期，体内就产生了一种促进生殖机能成熟的物质叫天癸。

天癸是具有促进人体生殖器官发育成熟和维持人体生殖机能作用的一种精微物质。天癸来至，女子月经来潮，男子精气溢泄，说明性器官发育成熟，具备了生殖能力。

因此，人的生殖能力是由"天癸"来发挥作用：排精、排经排卵、孕育，老年闭经，无精、无性欲是天癸由盛到衰的过程。故治不孕不育、死精、少精、劣精、抗精主要治肾兼治肝，还要治后天的脾胃以增强生化之源；故抗衰老要治肾阴肾阳，强健脾胃。

广义之精是指构成人体的有机整体的最基本的精微物质和营养成分的总体概括。人体的脏腑组织器官，皮毛肌筋骨都是由精这种物质构成的。所以，人的生长壮老已就是精的生命活动的全过程。故"精者，生之本也"。故防治某些先天性疾病，生长发育迟缓、未老先衰，生殖机能低下，原发性不孕不育以及优生优育、养生保健，防衰抗老要从补益肾精肾气，壮健脾胃为主。但器质性的不孕不育另当别论。

眼最能体现精所焕发出的神，眼反映了人体五脏之精：瞳子瞳孔是肾之精所注，黑睛是肝之精所注，眼络、两眼内眦是心之精所注，白精是肺之精所注，眼睑是脾之精所注。眼病及瞳仁之病参见肝脏之病（前述）。

（2）肾主脏腑气化

肾主脏腑气化是指肾气及肾气所含的肾阴、肾阳主司脏腑气化过程。脏腑气化、指脏腑之气的升降出入运动推动和调控各脏腑形体官窍的机能，进而推动和调控机体精气血精液新陈代谢的过程。

肾气由肾精所化，是人体之气分布于肾的部分。肾气含肾阴、肾阳，即肾阴、肾阳是肾气的两种不同属性的部分。肾气与元气、真气的内涵类同，在人体生命活动中起着极其重要的作用。肾气所含的肾阴叫元阴或真阴，是一身阴气之源。肾阳叫元阳或真阳，是一身阳气之根。

肾阳

肾阳主温煦、推动、兴奋；肾阴主凉润、宁静、抑制。肾阴与肾阳协调共济而合化为冲和之肾气，推动和调控肾的各种机能活动。

肾阳是人体阳气的根本，是各脏腑功能活动的强大动力，"五脏之阳气，非此不能发"。在肾中阳气的温煦作用下，脾的运化水湿，肺的通调水道，肝的疏利水液，三焦的决渎以及膀胱的开合等，才能并行不悖，各守其职，协调一致，维持水液代谢的平衡。肾阴肾阳对立统一，相反相成，平衡协调，肾气冲和，则身体健康而长寿。

肾阳虚则气化功能失常而开合失职，合多开少则尿少，尿闭，水肿，大便溏泄。

肾阳虚而下焦虚寒使肾气不固、膀胱失约则小便量多，尿频，尿急，尿有余沥。肾阳虚而升清功能失常则清浊不分，尿频尿甜。

肾阳虚则内寒收引，诸寒收引皆属于肾：肾阳虚致精神极度疲乏，困倦懒动，腰膝冷痛，形寒肢冷拘紧，男子阳痿，睾丸冷痛，阴囊隐缩，精少，精子质量差，死精，女子少腹冷痛，不排卵，宫寒不孕，或孕胎发育迟缓，甚至孕胎不长而萎缩。

诸寒收引皆属于肾：诸寒包括外寒与内寒，只要达到收引的程度都与肾有关，因外寒收引也与肾阳之卫阳虚有关。卫阳是肾阳所化。而无显著的因阳虚而起的外寒屈伸不利，四肢拘急，关节疼痛等之病机则与肾无关。

肾阳虚则脾阳失去肾阳的温煦则脾运化失常成脾肾阳虚证。肾阳虚而心阳失去肾阳的温煦则心阳虚衰而成心肾阳虚证。

肾阴

肾藏之精不足为肾阴虚。肾阴亏虚则不能制阳，临床上则有五心（心部，手、足心部）烦热，潮热（定时发热或定时体温升高），盗汗（睡中出汗，醒后汗止），精神萎靡不振，精力分散，腰膝酸软或疼痛酸重，记忆力减退，健忘症，傻痴呆，多梦少寐，性功能减弱、或无性欲，阳痿，男子遗精、女子阴萎梦交，不育不孕，精、卵质量差，早衰，脱发，须发早白，头发枯焦，齿松齿摇齿落，痿痹麻木，骨痛骨软，头晕耳鸣，耳聋失聪（精脱者耳聋，液脱者耳鸣。精脱液脱都是精液受损），胫酸眩冒，目无所见，迎风流泪；小儿则发育迟缓，囟门迟闭，学步迟缓，智力低下。另外，肾阴虚可有大便干燥秘结。

肾阴亏可导致肝阴亏。肝阴亏则肝阳上亢，阳亢生风（见肝阳化风）。

肾阴亏可导致肺阴亏，肺肾阴亏则腰膝酸软，潮热骨蒸，盗汗遗精，音哑，干咳少痰或痰中带血，舌红少津，脉细数。

肾阴亏可致心阴虚，心肾阴虚而心阳上亢则心肾不交可见五心烦热，心悸多梦，失眠健忘，颧红潮热盗汗，眩晕耳鸣，下肢凉，舌红少津，脉细数。

精除虚证以外，还有精瘀。精瘀就是瘀积阻塞，射精不尽，精道阻塞、尿道精道的炎症等都可致精瘀，精囊炎。

肾气不衰，封藏固秘，可防止精的无故流失。肾气不固则精关不固而遗精滑精，久泻脱肛。

肾精、肾气、肾阴、肾阳都是相对独立的概念。它们的虚性病机各有其特点。肾精虚没有热象。肾阴虚是肾气中属阴的那部分虚少，必有热象。肾气虚是肾阴和肾阳同等的虚少故没有寒热之象。肾阳虚是肾气之中属于阳的那部分虚少，必见寒象。

2. 主水

肾为水脏，肾主水液统摄一身之水。肾主水液又叫肾主津液，是指肾脏具有主持和调节人体水液代谢的生理机能。人体水液代谢的调节与肺脾肝肾等多个脏腑有关，但起主导作用的是肾。肾对水液代谢的调节作用，贯穿在水液代谢过程的始终（水液进入体内到排出体外的整个过程），肾对水液的调节功能是通过气化作用实现的。

肾主水的功能来源于肾中精气。肾中精气分化为肾阴、肾阳。肾阴肾阳是脏腑阴阳之本，维护机体的阴阳平衡，从而也就保障了机体水液的正常代谢。尿液的生成和排泄对维持机体内水液代谢平衡最为重要！维持机体内水液代谢平衡的是肾主水，是肾阳精气的蒸腾气化功能正常且健旺的体现。

肾气主脏腑气化：肾的气化是指肾中阳气的蒸化作用。肾阳蒸化水液使水能气化，又使气聚而为水，则利于水液在体内的升降出入、布散排泄，从而使水液代谢通利正常。

肾中之阳如阴中之火，阴中无阳则气化不能，所以水道不通，溢为水肿，故"治气必先治水，治水必先治气"。

肾的气化作用表现有三：一是蒸腾气化，升清降浊，对参与脏腑津液代谢起促进作用：将人体代谢的"清者"经三焦水道到肺再布散全身，将其代谢的"浊者"下降于膀胱并排出体外。二是司膀胱开合（肾阳开阖），即生尿排尿作用；三是对肺脾肾三焦功能的促进作用。

肾恶燥：肾藏精，主水液代谢，燥则损伤津液，久损肾精而髓海枯竭，故为肾恶燥。

"肾者，胃之关也"。脾为水之枢纽；肺为水之上源为标；肾为水之门户、为制水之脏。肾关门不利而溢于皮肤发为水肿，腑肿为聚水生病。

水液由胃进入体内，经过代谢后通过二便排出体外，肾脏主管二便（肾开窍于耳及二阴），故肾在水液代谢中起着极其关键的作用，故叫做"肾为胃之关"，胃之门户。

肾气不化而关门不利则小便不利，水不下行而聚于体内而泛溢肌肉皮肤故发为水肿（腑肿/跗肿），常用附子、肉桂类。

3. 肾主纳气

肾主纳气，"肾为气之根"。收纳，摄纳。肾气有摄纳肺所吸入的自然界清气，保持吸气的深度，防止呼吸表浅的机能。肺气的吸气深度、肺气的肃降作用都有赖于肾气的摄纳潜藏。《类证治裁·喘证》说："肺为气之主，肾为气之根"。肾气摄纳是肾气的封藏作用在呼吸运动中具体体现。肾气充沛，摄纳有权，则呼吸均匀调和，气息深沉。

肾阴精不足，摄纳无权而吸入之气迅速浮于上则喘促，呼多吸少，动则喘甚，张口抬肩。

（二）肾的生理特性

1. 肾主蛰守位

肾主蛰守位，肾气上升是肾的生理特性。肾阳即命门之火，肾阴为命门之水。故肾为水火之宅。"肾者主蛰（蛰伏，潜藏、封藏、闭藏），封藏之本，精之处也"。"肾以闭藏为职"。精藏于肾，元阴元阳藏于肾，肾为"水火之宅"，宜潜藏。

守位即守住相火之位，使相火潜藏不露，以发挥温煦推动等作用。心阳为君火，是心的生理之火，其余脏腑之火都叫相火。相火为脏腑阳气，又叫少火。肝火为雷火，肾火为龙火。君火与相火的关系为"君火以明，相火以位"，则可协调发挥其温煦激发作用。肾阴充足，涵养相火，相火潜于肾为健。肾阴与肾阳互资为用，肾精化为肾气，属先天之气，即元气。

肾藏之精分为肾阴肾阳。肾气由肾精所化，是精气藏于肾的部分。肾精肾阴要封藏。"阴者藏精而起亟也（亟，音：七。频频，频数，屡次之意）"，即：阴精频繁不断地起而与阳气相应，说明：阴为阳之基，阳为阴之用。阳是根本，是动力，阳主阴从。阳要主宰得力，阴要静守在位；阴精要藏，要藏得丰满而静，静就是归根，藏阴归根，给生命自主。保身必如此，治病必须达到此目的。达到此境就让生命能自主了，能御病健康延寿了。此即肾阳主宰。

肾藏精是肾的最基本机能，而肾主生长发育和生殖、主水和主纳气等等，都是肾藏精功能的延伸。

因此，中医师在认识肾的各种机能时，要把肾藏精作为肾最基本的机能来理解与把握。

2. 肾气上升

肾气上升：肾在下，肾气当升，肾气中含肾阴肾阳。肾阳鼓动肾阴，化为肾气上升，与上位的心气交感互济，水火相济，君相安位，维持人体上下协调。若肾阴不足，不能上济心阴则心火偏亢，如肾阳虚鼓动不了肾阴上济心阴也可致心火偏亢，症见心烦，不寐等，前者当补肾阴，后者当壮肾阳。

（三）肾与形、窍、志、液、时的关系

1. 肾在体合骨，生髓，其华在发

肾主骨，生髓，通于脑。脑为髓海。髓分为骨髓、脊髓和脑髓，皆由肾气化生。肾藏骨髓之精气。头者精明之府。脑主神明，主思维、记忆、意念、运动、任物。脑为清宁之府，喜静恶扰，藏而不泻，宜伸忌郁。

肾精亏虚则骨髓生化无源而髓减，致脑海空虚。脑失充盈濡养则精神思维和感觉功能失常。肾精亏虚则小儿发育迟缓，囟门迟闭，（五迟）立迟、行迟、发迟、语迟、生牙迟；（五软）筋软、肉软、骨软、头颈软、手足软；智力差。

《素问》"骨者，髓之府，不能久立，行则振掉，骨将惫矣"。惫：衰败，困疲衰败。肾精亏虚不能养髓，髓虚不能养骨而骨软无力，骨质疏松易骨折，骨痛，腰膝酸软不能久立，牙龈萎缩，牙松，早年掉牙，老年痴呆健忘，步履蹒跚，行走艰难，脚痿不能动弹。故牙痛，缺钙，骨软，骨折以补肾治之。

齿，牙为骨之余，即为骨之延续。也由肾精充养，故叫"齿为骨之余"。"齿者，骨之标，肾之本也"（见《杂病源流犀烛》）。牙齿松动、脱落及小儿齿迟等，多与肾精、肾气不足有关。

解剖生理学证实：骨膜细胞有成骨细胞和破骨细胞，分别具有破坏旧骨质和产生新骨质的功能，这相当于中医理论所指的"生克之精"。因肾藏骨髓之气，髓能养脑、充骨、化血、满而不泻，宜满不宜虚。髓能化血，故再生障碍性贫血当治肾。脑的神志病变多见于阳亢，火盛，痰瘀等。肾气热是指热邪侵肾而伤了肾精，肾精亏而骨失滋养则腰膝不能举，酸软无力，甚则肢体痿弱或患运动神经元病。注意：肾阳虚而机体转化肾精不足也会出现齿病骨病，如齿松易脱、骨软难支，当用壮阳生精法治之。

肾，其华在发。肾精充盛则头发光柔润泽，亮黑美丽。肾精不足则头发又黄又稀又细、不倒发，或发枯、发白，甚至脱发、斑秃、全秃。

2. 肾开窍于耳及二阴

听觉灵敏与否同肾精、肾气的盛衰密切相关。肾精、肾气充盈则髓海充养，听觉灵敏。肾精、肾气不充盈则髓海失养，听力减退，症见耳鸣、耳聋，听力减退。

二阴指前阴（外生殖器、尿道口）和后阴（肛门）。前阴的排尿与生殖机能，为肾所主。粪便的排泄本来属于大肠，但也与肾气、肾阴和肾阳的作用有关。

肾阴虚不能凉润滋养二阴，虚火、虚热内生则津涸便秘。

肾阳虚温煦不足则泄泻便秘，久泄滑脱。

3. 肾在志为恐

恐为肾精、肾气对外在环境的应答反应而产生的一种恐惧、害怕的情志活动，是人之常性。如过度恐惧，则致恐伤肾，肾虚受恐，可致气乱、遗精、滑精。

惊与恐相似，都是一种惧怕的心理状态，它们可出现相同的病理变化。但两者有区别：恐为自知，恐致气下；惊为不知，多致气乱。

4. 在液为唾

唾源于肾精，由肾精所化；唾为口津，唾是唾液中稠厚的部分，出自舌下，润口腔与润食物；唾能回滋肾精，吞唾以养肾精。久唾多唾伤肾精。涎源于脾精、涎者清稀，从口中出自两颊，涎当治脾，唾病当治肾。

5. 肾气通于冬气。

肾气应于冬气，冬当补阴潜阳，以利阴气积蓄、阳气潜藏。阳虚者能夏不能冬，阳虚性的久病慢性病如肺病、心脏病等易在寒冷冬季复发或加重。冬季治之温药的剂量当用量稍大。

（四）肾与膀胱

口　诀

膀胱水府州都官，汇聚水液贮排尿，
蒸腾气化靠肾精、膀胱为病尿病疗。

注

膀胱为水府，州都之官，汇聚水液，津液藏焉，贮尿排尿。蒸腾气化靠肾精、膀胱为病则为尿病。膀胱居于少腹。膀胱脉络肾，故肾与膀胱相表里。膀胱的主要生理功能为汇聚水液，行气化水。

膀胱为津液之腑。膀胱为州都之官，津液藏焉，气化则能出矣。意即：膀胱的主要生理功能是贮尿和排尿，此全赖肾中精气的蒸腾气化功能。

肾阳虚、膀胱气化失常则小便不利，尿少癃闭。膀胱失约则尿量多，管不住尿，尿失禁。膀胱虚寒则少腹冷，阴部冷，舌淡滑润，脉搏沉弱无力，尿量多而清频，遗尿，尿淋沥，尿失禁。常见于前列腺病变或阴部神经支配失调等西医学疾病。

膀胱湿热则尿涩痛，淋证，尿频尿急尿道灼热，尿浑浊，尿黄赤短少，尿短涩不利，淋沥不尽，尿出砂石，腰酸胀痛，发热口渴，或渴不多饮，舌红苔黄，脉滑数。

附：命门

命门的说法很多。有说左肾为肾，右肾为命门，有说两肾之间为命门，有说两肾为命门，有说两肾之间的动气为命门等，大体有 4 种说法。总之，命门是指人体精气神寄存的地方所在、元气的根本所在。命门在人体极为重要，是人体生命之门。命门之火就是人体生命之根，是人体立命的根本。命门火衰就是肾阳虚衰，用四逆汤或桂枝汤治之。

肾的纲领性口诀

肾精生藏泄气化，阴阳命门水恶燥，
纳气主蛰守位升，发耳二阴恐唾冬。

注

肾主藏精（精生成、储藏、疏泄），肾主脏腑的气化，肾精分为肾阴和肾阳（注意命门学说），肾主水，肾恶燥，肾主纳气，肾主蛰守位，肾气上升，其华在发，开窍于耳及二阴，在志为恐，在液为唾，肾气与冬气相适应。

肾病症状总诀（根据上述总结而得）

肾阴虚热潮盗汗，萎靡酸软性功减，
遗精梦交不孕育，早衰脱发骨痛软，
晕鸣眼病傻痴呆，智低五迟和五软，
骨松牙松牙龈痿，缺钙蹒跚行走难。
呼多干咳痰带血。多唾心悸梦失眠。
肾阳虚则萎微寒，诸寒收引腰冷痛，
阳痿阴冷蜷卧懒，便溏尿少患水肿，
晦黯少言舌胖嫩，闭经无卵宫寒痛，
癃闭尿少尿失禁，结石滴沥尿淋痛。
化气化血化神差，精卵差则不孕种。

阳虚转化阴精少，壮阳生精能见功。
肾的实证水瘀瘤，结石寒症热湿风。

注

（1）肾阴虚则五心烦热、潮热盗汗，精神萎靡不振，腰膝酸软，性功能减退，男子遗精滑精，不育；女子梦交，不孕，早衰，脱发，骨痛骨软，头晕耳鸣，眼病（眩冒、目无所见、迎风流泪），老年傻痴呆；小儿智力低下，五迟，五软，骨质疏松，牙松，牙龈萎缩，缺钙，步履蹒跚，行走困难。

（2）肺肾阴虚则呼多吸少，干咳少痰，痰中带血。

（3）心肾两虚则心悸多梦，失眠。

（4）肾阳虚则萎微寒：萎即精神萎靡不振。微即气息短促，语声低微，脉搏沉细无力或沉迟无力，脉微弱。寒即肢冷畏寒，阴冷、腰膝冷痛，便溏，水肿，舌体胖嫩而舌边有齿印，舌苔白而滑润，舌质清紫，恶冷饮，喜热恶凉，排泄物清稀。

（5）肾阳虚则化气、化血、化神之功能差，阳痿，精神萎靡不振，脉微，畏寒蜷卧，懒乏，少言，舌胖嫩，阳痿，阴冷，腰膝冷痛，便溏，多唾久唾，尿少，水肿，癃闭尿少尿失禁，尿滴沥淋痛，结石。精子差，卵子差，不育、不孕、闭经、无排卵，子宫寒痛。诸寒收引皆属于肾。阳虚转化阴精少，壮阳生精能见功。

肾的实证有积水、囊肿、血瘀、肿瘤、泌尿系结石、积寒、风寒、湿热和风热等。故肾也有实证。

肾、膀胱病辨证的总纲口诀

肾为先天生命根，长育生殖衰老肾。
藏精主水骨髓脑，纳气开窍耳二阴。
病理表现封藏失，主水气化失常病。
肾病水肿淋浊癃，关格阳痿精泄病。

注

肾为先天之体，肾阴肾阳是脏腑阴阳的根本，是生命活动之根。人的生长、发育、生殖、衰老都关系到肾。肾主藏精，主水，主骨，生髓，充脑，肾主纳气，开窍于耳及二阴。

临床上常见肾的病证有：水肿，淋证，尿浊，癃闭，关格，阳痿，遗精，早泄计 8 个病种。

肾病证治分类

肾气虚弱证，肾阳不振证，肾不纳气证，
肾阴（精）亏虚证，肾虚水泛证，
肾虚火旺证。膀胱虚寒证，膀胱湿热证。

六、三焦的生理功能

三焦孤府诸气主，水液升降出入路，
全身气机气化管。上焦发散如雾露。
中焦如沤升降枢，下焦排泄如权、渎。

注

三焦属六腑之一。三焦是上中下三焦的总称，其脉络心包，故心包与三焦相表里。三焦与肺脾肾膀胱的关系最为密切。三焦最大，故又称"孤府"，又叫中渎之府（渎为水道），为六腑之一。三焦为决渎之官，水道出焉。

人体津液的正常输布代谢都依赖于三焦的"气化"作用，故三焦能主持诸气。三焦的主要生理功能为主持诸气，通行元气和水液运行的道路。因此叫部位三焦。

①三焦主持诸气，总管全身的气机和气化。

②三焦有疏通水道，运行津液的作用，是津液升降出入的通路。上中下三焦是指心肺及头面部上焦，横膈以下脐以上即脾胃肝胆为中焦，脐以下通称下焦。

③上焦如雾是指上焦主管气的升发和宣散。

④中焦如沤即中焦是气的升降之枢，为气血生化之源，即包括了脾和胃的整个运行功能。

⑤下焦如渎即下焦主排泄糟粕和尿液，后世医家将肝肾精血和命门原（元）气均归属下焦，故又有"下焦如权"之说。

另外，三焦辨证不指部位三焦和六腑三焦，是指温病发展过程中的三个不同阶段，但可以参考部位三焦。

七、女子胞（子宫）

> 子宫经脉肾脉联，冲任督起胞中间，
> 十四天癸月经来，肾主心肝脾有关，
> 冲任肾脏肝脾心，不孕痰湿血瘀寒，
> 肾虚血虚多夹杂，月经带下胎孕产。

注

子宫的经脉与肾脉相联，与心肝脾肾冲任关系密切。冲任督之脉都起于胞中，女子14岁天癸至、月经始来。

月经是否正常等等，与肾脏、冲任关系密切，与心肝脾都有关系。女子胞（子宫）为奇恒之府，子宫主月经。督脉贯脊属肾，肾为先天之本，元气之根，督脉因此能维系一身元气，为"阳脉之海"。督脉行人身的后面，任脉行人身的前面，两脉相交于龈交穴，循环往复，维持着阴阳脉气的相对平衡，并调节人体生殖功能。

女子二七（14岁）肾气渐盛，产生"天癸"（主生育的精微物质），在天癸的促进下，子宫发育成熟则冲任二脉气血通盛，冲为血海，任主胞胎，冲任隆盛，气血通畅，得天癸之促，使月经应时而至而具备生殖能力。

肾督是主宰。人到老年，肾督精气渐衰，天癸随衰，冲任二脉气血逐渐衰减，子宫的生理功能也随之衰老变化而月经闭止，直至不能生育。

因此，女子胞（子宫）肾、冲任关系密切，与心主血脉心血旺健，肝藏血疏泄正常，脾的生血统血正常，肾精的充盈与心肝脾有关。

肾脏和冲任二脉的病变，常影响子宫的生理与病理变化引起月经病，如：月经先期、月经后期、月经先后不定期，闭经与肾冲任的病变有关。原发性不孕和继发性不孕，与肾脏、冲任及心肝脾的病变有关（肾虚、血虚，痰、湿、瘀、寒，且要注意痰、湿、瘀、寒相兼的病变，如痰湿、痰瘀、寒湿、寒痰、痰湿挟瘀，寒湿挟瘀，寒痰挟瘀，有时还见痰热挟瘀等病证，都可引起不孕症）。

八、脑

> 脑主生命神识感，脑为元神生命权，
> 肾精生髓汇集脑、肾精充盈髓海满。
> 脑生病理归于心，精神之舍可以鉴。

注

脑为生命的主宰，脑主宰精神意识和感觉运动。"脑为元神之府"。有生命的主宰权。肾藏精，精生髓，脑为脑髓汇聚而成，与脊髓相通。"脑为髓海"，脑与肾关系密切。

中医学将脑的生理病理归于心，脑为"精神之所舍"。五脏六腑之精充则肾精充盈而脑髓满。故健脑当补肾。

九、水谷精微的消化与吸收

饮食物经口、食道入水谷之海：胃，经胃受纳在肾阳的温煦作用下助胃腐熟饮食物后入小肠，由肝分泌生成胆汁存于胆囊和肝气疏泄的胆汁入肠道助小肠消化吸收即小肠的泌清别浊。

在肝疏泄调畅气机而维持脾胃的升降功能正常的作用下，在肾阳的温煦推动脾阳的作用下，浊气归心淫精于脉，脉气流经，精气归于肺，肺朝百脉，此即：消化后生成的各种精微由脾转输流经心脏（浊气归心），在心气的推动下，经脉管流入肺脏（精气归于肺），在肺内，水谷的精微与吸入的自然界清气相结合于胸中而形成宗气，在心肺和宗气的协同作用下（心主血脉、肺朝百脉）化赤为血布散到全身，维持全身的各种组织器官的生理功能。

脾气散精输送到肾脏成为肾精的一部分，这叫后天养先天的意思。饮食物经小肠泌清别浊后经肺肃降、胃之和降与肝的疏泄调畅气机而使腑气通畅将糟粕下传大肠，大肠吸收部分水液后变成大便，经魄门排出体外。

故见：饮食物吸收与排泄和脾胃小肠大肠肝胆肾关系密切。故肝病则消化异常。肾阳虚则内寒而脾胃阳气不足则脾胃虚寒见腹胀，肠鸣，完谷不化，五更泄泻或久泻不止。

十、水液代谢

饮水喝汤或与食物一起，经脾胃小肠等脏腑的吸收布散到全身发挥作用。

中医学认为：促进清升浊降、调节水液代谢的脏器主要有心、肝、脾、肺、肾、膀胱及三焦。

心：心主血，心气旺盛，气行则水行，气包含了心气。气行则水行，气滞则血停而血瘀，瘀血化水而水肿，故心病则水肿。

肝：肝主疏泄，调节水液代谢而通利水液运行，气行则水行，气滞则水滞而血瘀，导致水液代谢障碍而水肿。

脾：脾主运化水湿，为气机升降之枢纽，是中流砥柱，故脾为制水之脏，脾气散精于肺，脾为胃行其津液，脾的转输使水液由肺降肾，由肾蒸腾气化上升于肺，脾失健运则水湿难于输布运转排泄而停聚体内，产生种种病理改变，也可水肿。

肺：肺中之水为清，清中之清是精微，要布散到全身，清中之浊则肃降三焦水道下降到肾，故肺是水的上源，肺病则水肿。

肾：肾的作用贯穿水液代谢的始终故肾主水液；肾主统摄一身之水。肾主水液是通过肾的气化作用完成的。肾阳对水液的蒸腾气化作用是人体水液的动力和能量源泉，是水气互化的激化推动力量，肾气的蒸腾气化和升清降浊、助膀胱气化，促进脾肝肺三焦的生理功能。肾的病变影响水液代谢而患多种病。

水肿因水为至阴，水之本在肾，水化于气，水之标在肺。水畏土，水之制在脾，故脾为制水之脏。

膀胱：膀胱的功能是贮存尿液和排泄尿液，靠肾的气化；肾的气化功能正常则膀胱的开阖正常。

三焦：三焦是气的通路，是水液升降的通道。三焦病变有水湿泛溢诸病，水肿，尿少，腹水等。

因此：心、肝、脾、肺、肾、膀胱及三焦的功能失调使津液化生不足或多汗、多尿、大吐大泄、大出血等会造成津伤液脱而气随液脱，治宜先益气回阳再补液养津。

脏腑失调使津液输布障碍而水湿停滞则聚而成痰饮、水肿、积液等。

肾阳不足不能温煦，水邪泛溢而上逆致呼吸气促而喘，津伤失滋养则气逆干咳。

第三节　脏腑之间的关系

1. 心与肺的关系

心肺气血相依用，宗气联结心搏呼（吸）；
宗气强化又协调，血液循环和肺呼（吸）。

注

心与肺的关系是气血关系，即气和血相互依存、相互为用的关系。宗气联结心的搏动和肺的呼吸。胸中的宗气是强化血液循环和呼吸之间的协调平衡的中心环节。

2. 心与脾的关系

心脾血行血生成，脾之健运血旺盛，
心脾两虚食少胀，面㿠悸忡失眠（眩）晕。

注

心与脾的关系主要表现在血液的运行和血液的生成方面。心脾主要病机是心脾两虚，劳伤心脾而心脾两虚则有食少，腹胀，面色㿠白无华，失眠，多梦，心悸，怔忡，眩晕诸症可见。

3. 心与肝的关系

心脏主血肝藏血，心主神志肝疏泄，
心肝血虚或阴虚，心肝火旺当辨别。

注

心主血之行血功能正常则血运正常，肝有所藏。若肝不藏血则心无所主，可使血液运行失常，临床上"心肝血虚"常常同时出现。

心主神志与肝的疏泄功能有关。若情志所伤，多化热伤阴，临床多见心肝阴虚及心肝火旺诸证常见。

4. 心与肾的关系

心肾水火应相济，心肾不交怔忡悸，
心烦失眠腰膝软，女子梦交男梦遗。
心肾阴虚阴火旺，阳虚水凌水肿悸。

注

心属火，肾属水。心肾相交则表现为心火下降于肾，肾水上济于心而使生理功能相协调，谓之心肾相交、水火既济、精神互用、君相安位。若心肾不交则表现为失眠，心悸，怔忡，心烦，腰膝酸软，女子梦交，男子梦遗等。心肾阴虚则有阴虚火旺的见症。心肾阳虚则有水气凌心而见心悸，水肿等。

5. 肺与脾的关系

肺脾共同生宗气，津液输布和代谢，
宣降通调脾健运，脾虚生痰饮发咳，
肺病累脾胀泄肿，治当培土能生金。

注

肺脾关系表现在共同化生宗气的生成和津液的输布代谢两个方面。肺的宣发肃降、通调水道功能正常，脾的运化水液及输布津液的功能正常，则水液代谢正常。

若肺脾两脏生病则表现在气的生成和津液输布代谢失常这两个方面：脾为生痰成饮之源，肺为"储痰之器"。脾虚则生痰、成饮，则喘咳痰多。

肺病累及于脾则纳食不化、腹胀、便溏、水肿等，治用"培土生金"法；此为"脾气散精，上归于肺"是五行相生之理。

6. 肺与肝的关系

肺肝气机的调节，肝升肺降协调得。
肝升太过（肺）降不及，肝火犯肺气逆咳。

注

肺与肝的关系主要表现在气机的调节方面。肝主升而肺主降，相互协调使气机得以调畅。若肝升太过或肺降不及，则气逆咳嗽，谓"肝火犯肺"。

7. 肺与肾的关系

肺肾水液与呼吸，肺主呼气肾纳气，
宣降通调肾气化，喘肿肺肾阴虚痰。
肺肾与气最密切，心肺肝脾血密切。

注

在人体，与血的循环关系最密切的脏是心肺肝脾，与气的关系最密切的脏是肺肾。肺肾关系表现为水液和呼吸运动两方面，关系失调则患气喘、水肿、肺肾阴虚证。

肺主呼气，肾主纳气以协助肺的呼吸功能。如肾的精气不足，摄纳无权则气浮于上；或肺气久虚及肾，致肾不纳气，均会发生气喘等症。

肺为"水之上源"，肾为主水之脏，肺的宣发肃降和通调水道，有赖于肾的蒸腾气化；肾的主水功能也有赖于肺的宣发肃降和通调水道。因此，肾的蒸腾气化失职，可发水肿；肺的宣发肃降和通调水道失职，亦可发水肿。

肺阴虚累及肾阴虚，可见肺肾阴虚证（肺肾为母子关系）之两颧嫩红、骨蒸潮热、盗汗、干咳音哑、腰膝酸软等症，治用金水相生法。

8. 肝与脾的关系

肝主藏血和疏泄，脾主运化和统血。
肝疏泄畅脾运旺，脾运健旺肝有藏。
肝失疏泄两不和，抑郁痛泻痞满胀。

脾不统血失血多，导致肝血不足酿。

脾胃湿热成黄疸，肝病可以传脾脏。

注

肝主疏泄和藏血。脾主运化和统血，为气血生化之源。肝的疏泄正常则脾的运化功能健旺。脾的运化功能健旺则生血有源，使肝有所藏。

肝失疏泄而影响脾的运化（饮食物的消化），则可引起"肝脾不和"证：可见精神抑郁，脘痞腹胀，腹痛泄泻等症。

脾虚则气血生化无源，或脾不统血，失血过多，可致肝血不足。肝脾病变常互相影响，如脾胃湿热郁蒸可致黄疸。肝病可以传脾脏，当先实脾。

9. 肝与肾的关系

肝肾精血乙癸源，肝疏肾藏身体健。

失调闭经经量多，遗精滑精阳强患，

肾阴不足肝阳亢，水不涵木相火煎。

注

肝肾关系极为密切，有"乙癸同源：即精血同源，即肝肾同源"之说。肝藏血，肾藏精，精可化血，血可化精；精和血之间有相互滋生和相互转化的关系，即血的化生靠肾中精气的气化，肾中精气的充盛有赖血的滋养。所以说精能生血，血能化精，故又叫"精血同源"（说明了五行相生）。

肝肾藏泄互用，在病理上互相影响。肾精亏损可致肝血不足；肝血不足也可致肾精亏损。肝主疏泄和肾主封藏之间有相互制约，相反相成的关系；若两者失调，可致女子月经失调、经量过多、闭经；男子遗精、滑精或阳强不泄等。

因肝肾同源，互滋互制：肾阴不足而阴不制阳可致肝阳上亢，叫"水不涵木"。肝阴不足而肾阴亏虚，可致相火上亢。肝火太盛而下劫肾阴，可致肾阴不足。

10. 脾与肾的关系

肾为先天脾后天，脾阳根于肾阳健。

肾脏叫作胃之关，肾阳温煦脾运健。

脾肾阳虚五更泻，下痢水肿冷痛寒。

脾肾失调湿邪病，水湿泛滥脾肾管。

注

肾为先天之本，脾为后天之本。肾为胃之关，胃纳食物，靠脾的健运，化生精微的功能，需借助于肾阳的温煦，故有"脾阳根于肾阳"之说。

脾肾阳虚则致津液代谢病变，可见五更泄泻，下利清谷，水肿，肢冷畏寒，腹部冷痛等症。脾肾失调所引起湿邪病，见水湿泛滥，当责之于脾肾。

11. 肾与命门

肾与命门五脏本，肾阳命火阴水命门。

注

肾与命门的关系为：肾与命门都是五脏之本，含藏真阴真阳。肾阳为命门之火。肾阴为命门之水。

12. 精室

男子之胞叫精室，主管藏精主生殖，

冲任有关肾所主，睾丸宗筋叫做势。

注

男子之胞叫精室，精室藏精，主生殖。精室由肾所主，与冲任有关。睾丸，叫宗筋，又叫势。

第四章　经　络

一、经络学说（概念、功用、临床应用）

> 经络经脉络脉成，经是主干纵行深，
> 络是网络纵横错。经络气血濡养身，
> 表里上下内外通，联系脏腑器官用，
> 濡养脏窍经脉间，渗灌气血运输送，
> 保卫机体抗病邪，感应传导平衡功。
> 阐释生理病理变，疾病诊断治疗宗，
> 针灸推拿取穴位，指导药物归经中。

注

学习者顺诀释义可知（本书各诀皆用此顺诀释义的方法去学习）：

经络是经脉和络脉的总称。经是经脉，犹如途径，是经络系统的主干。经是纵行分布的，位置较深。络如网络，是经脉的分支，其特点是纵横交错，遍布全身。经络的功能活动叫"经气"。

经络的功用：经络的生理功能主要表现在：①沟通表里、上下、内外；②联系濡养脏腑器官（在脏腑与脏腑之间、脏腑与官窍之间、脏腑与体表之间、经脉与经脉之间起联系作用），运行气血，濡养全身，抗御病邪，保卫机体；③感应传导；④调节身体阴阳平衡（即调节身体功能平衡）。

经络学说的临床应用：经络学说用于：

1. 阐释说明脏腑的生理和病理变化；

2. 指导疾病的诊断、辨证治疗（循经诊断、分经诊断）；

3. 对针灸和按摩推拿取穴治疗有重要的指导意义；

4. 指导药物的归经。

以上说明经络学说的重要指导意义。

经络学说是古人对针灸远隔诊疗作用的一种直观解释。应从临床角度而不应从解剖学的角度去解读经络理论。十二经脉理论的构建是从临床的总结得来的。

《灵枢·筋脉》说："经络能决死生，除百病，调虚实"。经络反映了脏腑病候，循经性病候以及相关症候群。要根据经脉、筋脉循行的相关性，去了解、分析、探索经脉病候，病证出现的部位、性质和分类

中医师知晓经络理论，有助于分经辨证，确定病位，预测病邪传变，循环取穴，分经用药，提高中医疗效。

二、经络系统的组成

> 十二奇八正经别，十五别孙浮筋皮。

注

经络系统的组成有：十二正经、十二经别和奇经八脉三者是经络的主干。络是络脉（是经脉的小分支），即由十五别络、浮络、孙络及其连属组织（十二经筋，十二皮部）组成。

三、十二经脉的组成、名称和表里络属关系

十二经脉的名称由手足、阴阳经和脏腑组成：

手太阴肺经，手阳明大肠经，
足阳明胃经，足太阴脾经，
手少阴心经，手太阳小肠经，
足太阳膀胱经，足少阴肾经，
手厥阴心包经，手少阳三焦经，
足少阳胆经，足厥阴肝经。

手太阳小肠经，足太阳膀胱经，
手太阴肺经，足太阴脾经，
手阳明大肠经，足阳明胃经，
手少阴心经，足少阴肾经，
手少阳三焦经，足少阳胆经。
手厥阴心包经，足厥阴肝经。

四、十二经脉的走行交接规律

表里阴阳肢末接，阴经阴经胸交汇，
同名阳经头面接，头为诸阳之交会。

注

相为表里的阴经和阳经在四肢末端相交接。相互衔接的阴经和阴经在胸部交接。同名的阳经与阳经在头面部相交接（头为诸阳之会）。

五、十二经脉的分布规律

十二经脉对称行，头面躯干四肢身。
六条阴经胸腹肢内侧，头面身肢外阳经。
阳前少中太阳后，太阴前厥（中）少阴后。
内踝以上8寸下，厥前太中少阴后。
内踝以上8寸上，太前厥中少阴后。

注

十二经脉对称布在头面，躯干，四肢及全身。六条阴经走行在胸腹、四肢内侧，六条阳经走行在头面、身、四肢外侧。

手足三阳经在头、身、四肢的分布规律是：阳明经走行在头身四肢的前面，少阳在体中，太阳在后面（注意口诀字意的缩略：以太阳记忆阳经）。太阴在头身体四肢前面，厥阴在中，少阴在后面（注意口诀字意的缩略：以少阴记忆阴经）。内踝上的8寸下，厥阴在体前面，太阴在体的正中，少阴在体后面。内踝以上8寸以上，太阴在体前面，厥阴在体正中，少阴在

体后面。

六、手足阴阳十二经络走向规律

> 手三阳手外走头，手三阴腹胸内手。
> 足三阳头背下足，足三阴足腹胸走。

注

手三阳从手起始，从手臂外侧上行到头止。手三阴从腹胸起始，经手臂内侧到手为止（接于三阳）。足三阳（接续手三阳）从头起，从背部下足（接足三阴），足三阴从足起始，经人体内侧上行到腹胸（接手三阴）。

参考：手之三阴胸内手，手之三阳手外头，足之三阳头外足，足之三阴足内胸。

七、十二经脉的流注次序

> 经脉气血流注畅，肺大胃脾心小肠，
> 膀肾包三胆肝肺，如环无端人健康。
>
> 手足六阳会督脉，六阴阴维冲会任。
> 联系脏腑通内外，联络运输传感应，
> 抗御病邪卫机体，运行气血养全身，
> 濡润筋骨利关节，平衡阴阳调机能。

注

经脉气血流注次序为：肺→大肠→胃→脾→心→小肠→膀胱→肾→心包→三焦→胆→肝→肺。手足六阳经会合于督脉。六阴经和阴维、冲脉都会于任脉。十二经的功能是联络全身、感应传导、运输营养物质，濡润筋骨，疏利关节，平衡阴阳，调节机能。

八、十二经脉循行部位

(一) 手太阴肺经

手太阴肺经脉的循行部位

> 肺起中焦络大肠，回绕胃上过横膈间，
> 属肺肺系横出来，行手少阴厥阴前，
> 向下沿上臂内侧，下肘窝前臂桡面，
> 进寸口过大鱼际，再出拇指桡侧端，
> 列缺分支食指桡，大肠商阳从此连。

注

手太阴肺经起于中焦，向下络大肠，回绕循走向上经过胃的上口，过横膈，属肺脏，从肺系横行（中府）走出来，行于手少阴经和手厥阴经的前面，向下沿着上臂内侧，下行肘窝沿前臂的桡侧，进入寸口过大鱼际，再出拇指的桡侧端，在列缺处分支，走向食指桡侧端手阳明大肠经的商阳穴相连接，手阳明大肠经从此起始向前。

（二）手阳明大肠经

手阳明大肠经循行部位

大起商阳终迎香。大起食指末商阳，
食指桡侧上合谷，上进两肌腱凹陷乡，
前臂桡侧到肘外，沿上臂外侧前缘肪，
上走肩端（肩髃）肩峰前，交会七椎棘突下旁（大椎），
向前下行入缺盆（锁骨上窝），络肺过膈属大肠。
支脉锁上缺盆分，上行颈部（扶突）过面颊邦，
进下齿中绕上唇，（水沟）人中左右交叉上，
上行挟鼻孔、鼻翼，胃经鼻旁终迎香（鼻翼两旁接胃经）。

注

大肠起于桡侧食指末端的商阳穴，沿着食指桡侧向上，过一、二掌骨之间（合谷穴）向上，进入两肌腱（拇长伸肌腱与拇短伸肌腱）之间的凹陷处，沿前臂桡侧到肘外，沿上臂外侧的前缘，上走肩端（肩髃穴），沿肩峰前缘，向上出于颈椎大椎穴（属督脉，手足三阳经聚会处），向前再下行入锁骨上窝（缺盆）处，联络肺脏，通过横膈，属于大肠。

大肠经的支脉从锁骨上窝缺盆分出，上行颈部，通过面颊，进入下齿龈中，回绕至上唇，在水沟（人中穴）左右交叉后走向是，左脉向右，右脉向左，交叉后上行鼻两旁，分布在鼻孔、鼻翼两侧，在迎香穴与足阳明胃经相连接。

（三）足阳明胃经

足阳明胃经循行部位

胃起承泣终厉兑，胃起迎香上鼻根，
鼻旁足太阳交会，下沿鼻外承泣真，
入上齿龈环口唇，下交颏唇内承浆（任脉处），
向后上沿腮后下，出于下颌大迎乡，
沿着下颌角颊车，上耳前过上关肪（足少阳经），
沿发际到额神庭。面支大迎下人迎，
沿喉大椎进缺盆，向下通过横膈径，
属于胃脏联络脾。缺盆直行乳头进，
胸前正中线4寸，下挟脐入气冲行。
胃下分支循腹里，下到气街（气冲）前脉会，
此下髀关抵伏兔，下膝髌胫前嵴会，
胫骨外前下足跗，足背二趾外厉兑。
胫部分支足三里，进入足中趾外侧。

> 脚背冲阳又分支，进入脚大趾外侧，
> 外侧隐白接脾经。胃经5条分支得。

注

足阳明胃经起于承泣穴，止于厉兑穴。胃经起于鼻旁迎香穴，上鼻根部，与鼻旁侧足太阳经交会，向下沿着鼻的外侧（承泣穴），进入上齿龈内，回出环绕口唇，向下交会于颏唇内承浆穴（任脉）处，再向后沿口腮后下方，出于下颌大迎处，沿着下颌角颊车，上行耳前，经过上关（足少阳经），沿着发际，到达额角（头维），与督脉交于神庭穴。

①面部的分支脉：从大迎前下走人迎，沿着喉咙，会大椎，进入缺盆中，向下通过横膈，属于胃，联络脾脏。

②缺盆直行的脉：经乳头，即胸前部正中线旁开4寸，向下挟脐旁，进入少腹两侧气冲（气街）。

③胃口下部的分支脉：沿着腹内向下到气冲处与前脉会合，再由此向下至髀关，直抵伏兔部，下至膝膑，沿着胫骨前嵴外侧，下经足背，进入足第二趾外侧端（厉兑）。

④胫部的分支脉：从膝下3寸（足三里）处分出，进入足中趾内侧端（隐白），与足太阴脾经相连结。

⑤脚背冲阳又分支，进入脚大趾外侧，外侧隐白接脾经。（按：脚背冲阳穴无脉搏胃病就特别严重了）

从以上分支情况可知：足阳明胃经是十二经脉中分支最多的经脉，共有5条分支。

（四）足太阴脾经

足太阴脾经的循行部位

> 脾起隐白终大包。脾起足大趾隐白点，
> 大趾第一关节后，上至足内踝前面，
> 再上腿肚胫骨后，内踝上八寸交肝，
> 前上膝股内前缘，进腹属脾胃络联，
> 过横膈上挟咽部两旁，连系舌根舌下散。
> 胃部支脉过横膈，流注心中接心向前。

注

足太阴脾经起于足大趾末端的隐白穴（终于大包穴），经过大趾第一关节后，上行足内踝前面，在内踝上八寸处交足厥阴肝经，从肝经前面，再上经膝股内侧前缘，进入腹部，属于脾经，联络胃腑，通过横膈上行，挟咽部（食管两旁），连系舌根，分散于舌下。

胃部的分支是从胃向上过横膈，流注于心中，与手太阴心经相接而又向前行。

（五）手少阴心经

手少阴心经的循行部位

> 心起心中出心系，下过横膈络小肠部。

心系向上挟咽喉，上系目系系脑部
心系直行上肺部，向下腋窝极泉处，
沿上臂内侧后缘，行于太、厥阴后处，
到肘窝臂内侧后，到掌后的豌豆骨，
入掌小指内侧末，联结手太阳小肠住。

注

手少阴心经起于心中，出属心系，向下通过横膈，联络小肠。②心系向上的脉上行挟着咽喉再上行，连系于"目系"（眼球联系于脑的部位）。③心系直行的脉上行到肺部，再向下出于腋窝部（极泉穴），沿上臂的内侧后缘，行于手太阴和手厥阴经的后面，到达肘窝沿前臂内侧后缘，下行到手掌后的豌豆骨，进入手掌小指内侧末端的少冲穴，与手太阳小肠经相连接。

（六）手太阳小肠经

手太阳小肠经循行部位

小起小指尺少泽，终于听宫张口陷。
小起小指尺少泽，沿手背外侧到手腕，
尺骨茎突前外后，鹰嘴肱内上踝间，
沿上臂外侧后缘，出肩关绕肩胛旋，
交会督脉大椎穴。向前下进缺盆乡，
联络心脏沿食管，过横膈胃属小肠。
小肠缺盆部分支，沿颈部上面颊肪，
目外眦转听宫终。小肠面颊部分支上，
上行眶下抵鼻旁，到目内眦睛明当，
连接膀胱经之后，再斜行络颧骨旁。

注

小起少泽终听宫，即：手太阳小肠经既到目内眦又到目外眦，因此能治眼疾。手太阳小肠经起于手小指外（尺）侧端少泽穴，沿着手背尺侧到手腕部，出于尺骨茎突，直上沿前臂外侧后缘，经尺骨鹰嘴与肱骨内上踝之间，沿上臂外侧后缘，出于肩关节，绕行肩胛部，交会于督脉大椎穴，向前下进入缺盆部，联络心脏，沿着食管，通过横膈到胃部，属于小肠。

手太阳小肠经在缺盆部分支的经脉，沿着颈部，上达面颊，到目外眦，转入耳终于张口凹处的听宫穴结束。

手太阳小肠经在面颊部分支的经脉，上行目眶下，抵达鼻旁，到目内眦睛明穴，与足太阳膀胱经相接，之后又斜行络于颧骨部。

（七）足太阳膀胱经

足太阳膀胱经循行部位

膀胱六十七穴名。膀起睛明终至阴，
膀起目内眦睛明，上额交巅百会行，
头顶分支耳上角。头顶直行络脑行，
回出分开下项后，沿肩胛内挟脊进，
到腰脊旁入体腔，联络肾脏属膀胱。
腰分支臀进腘窝。后项分支肩胛上，
内缘直下臀环跳。下行大腿外后方，
和腰下行的支脉，合于腘窝之中肪。
从腘窝下腓肠肌，出于足外踝后方，
沿足外侧第五跖，五跖粗隆京骨藏，
到足小趾外侧端，连接肾经完膀胱。

注

膀起睛明终至阴，膀胱六十七穴名。膀胱经起自目内眦睛明，上额，交于巅顶百会穴。头顶分支耳上角。

头顶直行的经络联络脑，回出分开，下项后，沿肩胛内向下挟脊柱，下到腰脊旁入体腔，联络肾脏，属膀胱。

腰分支：下臀，进腘窝后下行，后项分支肩胛骨内缘下行、直下臀，入环跳。下行沿大腿外侧后，和腰下行的支脉，一起合于腘窝中。从此（腘窝）向下腓肠肌，出于足外踝后面，沿足外侧第五跖骨的粗隆京骨穴，到足小趾外侧端（至阴），连接足少阴肾经。

（八）足少阴肾经

足少阴肾经的循行部位

肾起涌泉终俞府。肾足小趾斜涌泉，
舟骨隆下内踝后，进足跟上腿内行，
腘内半膜腱之间，上大腿内后缘进，
贯脊属肾络膀胱，还出于前极任脉，
沿腹中线旁五分，胸中线旁开两寸，
到锁骨下俞府穴。肾直行上肝横膈，
进入肺中沿喉咙，挟于舌根的两侧。
肾经肺的分支脉，从肺出络心脏得，
流注胸中连心包。心包经起天池穴。

注

足少阴肾经起于涌泉穴，终于俞府穴。肾经起于足小趾下，斜走足心（涌泉穴），出于舟骨粗隆下，沿内踝后，进入足跟，上行于腿（肚）内侧，出于腘窝内侧的半腱肌腱与半膜肌腱之间，上行大腿内侧的后缘，贯通向脊柱，属于肾脏，联络膀胱，还出于前（任脉的中极穴），沿腹中线旁开5分，胸中线旁开2寸，到锁骨下的俞府穴。

肾脏直行的经脉：向上通过肝和横膈，进入肺中，沿着喉咙，挟于舌根的两侧。

肾经在肺部分支脉，从肺出来，联络心脏，流注胸中，与手厥阴心包经相接（可见，足少阴肾经在循行过程中没有同心包经发生联系）。

（九）手厥阴心包经

手厥阴心包经循行部位

包起天池中冲了。包起膻中出属包，

下过横膈胸到腹，联络上中下三焦。

胸部分支沿胸中，出胁腋下三寸间，

天池上抵腋窝中，沿上臂内侧正中前，

行手太阴少阴间，进肘窝中向下面，

掌长肌腱腕屈腱，之间入掌中指端中冲。

掌中分支劳宫分，无名指尺侧指端，

接手少阳三焦经。三焦关冲又向前。

注

手厥阴心包经起于天池穴，终于中冲穴。诸顺诀释义：心包经起于胸中，出属心包络，向下通过横膈，从胸到腹，依次联络上、中、下三焦。

心包经在胸部的分支是沿着胸中，出于胁部，至腋下3寸处（天池），上行抵腋窝中，沿上臂内侧正中，行于手太阴和手少阴之间，进入肘窝中，向下行于前部的掌长肌腱和桡侧腕屈肌腱之间，进入掌中，沿着中指到中指端的中冲穴止。

心包经在手掌中的分支是从劳宫穴分出，沿着无名指尺侧端，与手少阳三焦经相连接。手少阳三焦经在无名指关冲穴又接续向前。

心包经主要治疗心、胸、胃、神志疾患。如心痛，胸痛，心悸，胃痛，呕吐，癫狂，昏迷和本经循行部位的病变。

（十）手少阳三焦经

手少阳三焦经循行部位

三起无名指关冲，止眉梢凹丝竹空。

尺桡骨间上肘尖，上臂外三角肌后。

上肩交足少阳后，进缺盆布胸中溜。

联络心包下横膈，胸到腹上中下焦留。

三焦从胸分支后，从胸上缺盆上项间。

沿耳后直上额角，下面颊到眶下边。

三焦耳部的分支，耳后入耳出耳前。

与胸脉支交面颊，到目外眦连接胆。

注

手少阳三焦经起于无名指关冲穴，止于眉梢凹陷中的丝竹空。手少阳三焦经起于无名指尺侧端关冲穴，向上出于手背第4、5掌骨之间，沿着腕背，出于前臂的伸侧的尺骨、桡骨之间，向上通肘尖，沿上臂外侧三角肌后缘，上肩部，交出于足少阳经的后面，向前进入缺盆，分布于胸中即膻中，联络心包，向下通过横膈，从胸至腹，属于上、中、下三焦。

手少阳三焦经在胸中的分支从胸上出缺盆，走上项部，沿耳后直上，到额角，再屈而下行到面颊部，到达目眶的下部。手少阳三焦经在耳部的分支：从耳后进入耳中，出走耳前，与胸中的分支交于面颊部，到达目外眦，在目外眦的瞳子髎穴与足少阳胆经相连接。

（十一）足少阳胆经

足少阳胆经的循行部位

胆瞳子髎足窍阴，两经下合环跳间。

胆起外眦瞳子髎，上达额角之颔厌，

下行耳后风池间，颈部行手少阳前，

到肩交于少阳后，向下进入缺盆缘。

胆经耳后分支脉，从耳后入耳中间，

耳中出到耳前方，耳前到目外眦后瞳子髎鉴。

胆经外眦分支行，下大迎合手少阳经，

再到眶下颊车、颈，同手少阳合缺盆，

向下进入胸中间，过横膈络肝属胆，

沿胁肋内出少腹，两侧股沟动脉边，

经过外阴毛际处，横入髋关环跳间。

胆经缺盆直行脉，下腋窝前胸部进，

经过季胁向下行，和外眦脉合环跳进，

合后下沿大腿外，出膝关节外侧行，

下腓骨前腓骨下，出于脚外踝前蹭，

沿脚背到脚4趾，4趾外终足窍阴。

胆经脚背的分支：从足临泣分支后，

沿1、2跖骨之间，头颞出于大趾顶端头，

绕回贯穿大趾甲，大趾背毛接肝走。

注

1. 足少阳胆经起于目外眦的瞳子髎，止于脚第4趾外侧端的足窍阴。足少阳胆经在目外眦的分支和在缺盆分支而直行的经脉这2支经脉都下行在髋关节的环跳穴相会合，会合后再下行。

2. 足少阳经起于目外眦瞳子髎，上达额角部的颔厌穴，下行至耳后（风池穴），沿着颈部行于手少阳经的前面，到肩上又交于手少阳经的后面，向下进入缺盆部。

3. 足少阳胆经在耳后的分支是：从耳后入耳中，从耳中走出到耳的前方，耳前再到目外眦后方的瞳子髎。

4. 足少阳胆经在目外眦的分支是：从目外眦分出，下走大迎穴与手少阳经会合，再到眶下，下经颊车到颈部，同手少阳经会合于缺盆，合后向下入胸中，通过横膈联络肝脏，属胆，沿胁肋内侧下行，出于少腹两侧腹股沟动脉处，经过外阴毛际部位，横行进入髋关节的环跳穴。

5. 足少阳胆经从缺盆直行的经脉是从缺盆下走腋窝的前面，沿着侧胸部向下经过季胁，再向下同外眦发出的分支脉会穴于髋关节的环跳穴，会合后向下沿大腿外侧再下行，出于膝关节外侧，向下经腓骨前面，直下到腓骨下段，再出于脚外踝前面，沿脚背部，进入第4跖外侧端的足窍阴穴。

6. 胆经脚背又分支是从足临泣分支后，沿着1、2跖骨之间，出于脚大拇趾的顶端，绕回贯穿脚大趾甲，到脚大趾毛际处与足厥阴肝经相连接。

7. 胆经头颞耳目胁，神志热病本经病：足少阳胆经主治本经病证，热病，神志病，疗头颞、耳、目、胁肋部疾患。

（十二）足厥阴肝经

足厥阴肝经循行部位

  肝起大敦终期门。肝起脚大趾毫毛大敦，
   脚一二跖骨间上，经内踝前一寸临。
  上内踝上八寸处，交出足太阳后面进，
  上膝股内进阴毛，环绕阴器上小腹行，
   挟胃属肝联络胆，上过横膈布胁肋，
   沿喉后面上鼻咽，连于目脑出前额，
  到头巅顶交督脉。肝经目系的分支别，
   下行面颊绕口唇。肝经肝部的分支列，
   从肝分出过横膈，上肺连手太阴得。

注

  肝经起于大敦穴，终于期门穴。肝经起于脚大趾毫毛处（大敦穴），沿脚背第1、2跖骨间上行，经内踝前1寸（中封穴）。向上至内踝上8寸处，交出于足太阴经的后面，上经膝、股内侧进入阴毛中，环绕阴器，上达小腹，挟着胃旁，属于肝脏，联络胆府，再向上过横膈，分布于胁肋，沿着喉咙后面，向上进入鼻咽部，连接于目系（指眼球与脑相联系的脉络），又上出前额，在头的巅顶部与督脉相交会。

  足厥阴肝经在目系的分支下行面颊里，环绕口唇之内。

  足厥阴肝经在肝部的分支，是从肝分出，通过横膈，向上流注于肺，与手太阴经相连接。

  足厥阴经治疗本经循行部位的病变和肝病，妇科病，前阴疾病。如崩漏，阴挺，月经不调，遗尿，疝气，小便不利。肝经在循行中没有同心经和耳相联系。

(十三) 督脉

督 脉 循 行 部 位 及 病 证

督小腹胞出会阴，向后上行脊柱内，
项部风府进入脑，巅顶前额上唇内。
脊柱分支络于肾，小腹支上脐中追，
上贯心喉下颌部，环唇两眼下中归。
手足三阳会大椎，阳维风府哑门会，
百会脑户会膀胱，督脉多次阳经会。

督脉总督阳脉海，阳经气血脑髓肾。
督起长强终龈交。腰骶脊背头项病，
发热疟疾角弓反，昏厥癫痫神志病。
督脉阳痿脊柱强，头重痛颤搐痔疮。
遗精尿淋经不调，便秘泄泻或脱肛。

注

督脉起于小腹内（胞中），向下出于会阴部，再向后上行于脊柱内，上达项部（风府穴），进入脑内，上行头巅顶，沿前额下行鼻柱，至上唇唇系处。

分支：从脊柱里面分支，络于肾。

分支：从小腹内分支，直上贯脐中央，上贯心，到喉，到下颌部，环唇，上两眼下部的中央。

督脉有总督，督管，统率之意。为"阳脉之海"，调节阳经气血，反应脑髓和肾的机能。与生殖有关。

督脉起于长强穴，终于龈交穴。

督脉循经病证为：腰骶病，背脊强痛，头项病，发热病，头重头痛，震颤抽搐，角弓反张，昏厥，癫狂痫证，小儿风痫，嗜睡，神志病，疟疾，痔疮。"督之为病，脊强而厥"，即"脊强、厥与脊髓和神志的病变与督脉有关。精冷、死精、不孕，阳痿，遗精，遗尿，尿淋尿浊，月经不调，便秘，泄泻，脱肛等等，当责督脉。阳气不足之病，因此治虚寒怕冷应调督脉。

督脉多次与阳经交会，与手足三阳经在大椎交会，与阳维脉在风府、哑门交会，与足太阳膀胱经在百会、脑户交会，故为"阳经之海"。

(十四) 任脉

任 脉 循 行 部 位 和 基 本 机 能

任宫小腹下会阴，前行阴毛沿腹内行，

上经关元至咽喉，绕唇过面入眶下停。

胞宫分支与冲并，沿着脊柱前方进。

任脉调节阴经血，任养胞胎调月经。

注

任脉起于小腹内胞宫，下出于会阴部，向前行于阴毛部，沿腹内，向上经过关元等穴，到达咽喉部，再上行环绕口唇，经过面部，进入目眶下。在胞宫分支别出，与冲脉并行，沿着脊柱前方进。任脉调节阴经气血，为"阴脉之海"。任主胞胎，与女子月经来潮、妊养、生殖机能有关。任者妊也。

九、冲带维跷脉

1. 冲脉

冲起胞中下会阴，气街起与肾经并，

上脐上胸再上喉，环唇到目眶下停，

分支小腹肾气街，腿内腘胫足底行。

内踝后分前斜走，足背进入大趾停，

冲脉胞宫分支督，上行脊柱之内进。

冲海调节十二经，管理孕育调月经。

冲脉小腹经闭崩，横骨大赫气穴中注，

四满幽门肓俞商曲，石关阴都和通谷。

注

冲脉起胞中，下出会阴，从气街部起与肾经相并，挟脐上行，散布于胸中，再上行，上喉，环唇，到目眶下。

分支：分支从小腹输注于肾下，浅出气街，沿大腿内入腘窝，再沿胫骨内侧，下行到足底。

分支：从内踝后分出，向前斜走，入足背，进入大趾。

分支：冲脉胞宫分支，向后与督脉相通，上行脊柱之内。

"冲"为要冲要道之意。

①冲脉调节十二经：冲脉上头下足，行后背，布前胸，贯穿全身，分布广泛，为一身气血之要冲，故能通受十二经气血。上行者行于脊内渗诸阳；下行者行于下肢渗诸阴，能容纳和调节十二经脉及五脏六腑之气血，故有"十二经脉之海"或"五脏六腑之海"之称。

②管理孕育机能，调月经。冲脉治疗：小腹痛，月经不调，闭经，崩漏等。

③冲脉有11个交会穴：横骨，大赫，气穴，中注，四满，幽门，肓俞，商曲，石关，阴都，通谷。

2. 带脉

带起季胁斜下行，束带前垂绕一身，

环腰带脉穴前下，沿髂前上少腹进，

带脉管理妇女带，能够约束纵行经。

带腹胀阴挺腰无力，维道带脉五枢穴。

注

带脉起于季胁，斜向下行到带脉穴，象"束带前垂"绕身一周，环行腰腹部，并于带脉穴处前下方，沿髂前上缘，斜行到少腹。带脉管理妇女带下，能够约束纵行的经脉。

带脉治疗：带下，腹胀，阴挺，腰软无力等。

带脉有3个交会穴：维道，带脉，五枢。带脉配关元，大敦，璇玑，气海治肾气冲心。

3. 阴维

阴维小腿三阴交，腿内上腹脾同行，
到胁部与肝经合，上喉任脉相合并。

阴维心胸胃腹呕。腹哀筑宾期门大横，
府舍天突和廉泉。阴维郄穴是筑宾。

注

阴维脉起于小腿内侧足三阴经交会之处，沿下腿内侧上行，到腹部与足太阴脾经同行，到胁部与足厥阴肝经相合，上喉与任脉相会。

阴维脉治疗：心痛，胸痛，胃痛，腹痛，呕吐等。

阴维脉有7个交会穴：腹哀，大横，筑宾，期门，府舍，天突，廉泉。

阴维脉的郄穴是足少阴经上的筑宾穴。

4. 阳维

阳维外踝同胆行，腿外侧上体外进，
腋肩颈耳前额头，头侧项后督脉并。
维脉维系全身脉，阳维诸阳阴维阴。
阳维寒热头目眩。阳交阳白肩井驰，
风府风池金哑门，目窗正营头临泣，
天髎脑空臑（俞）本神。郄穴阳交在胆经。

注

阳维脉起于外踝下，与足少阳胆经并行，沿小腿外侧向上，经躯体后外侧进，从腋、肩、颈、耳、头前额，分布于头侧及项后，与督脉会合。

维脉的主要生理功能是维系全身经脉。"阳维诸阳阴维阴"，即阳维脉维络诸阳，阴维脉维络诸阴。阳维脉治疗：寒热往来，头痛，目眩等。

阳维脉有14个交会穴：阳交，阳白，肩井，风府，风池，金门，哑门，目窗，正营，头临泣，天髎，脑空，臑俞，本神。阳维脉的郄穴是足少阳胆经的阳交穴。

5. 阴跷

阴跷内踝下照海，内踝后上小大腿，
前阴腹胸缺盆迎，鼻内眦太阳跷会。
阴跷调经嗜睡（咽）喉。照海交信睛明会。

注

阴跷脉起于内踝下足少阴肾经的照海穴，沿内踝后上小腿、大腿内侧，经前阴，沿腹、胸进入缺盆，出行于人迎之前，经鼻旁，到目内眦，与手足太阳经、阳跷脉会合。

阴跷脉治疗：月经不调，嗜睡，咽干喉痛。

阴跷脉有 3 个交会穴：照海，交信，睛明。

阴跷脉的郄穴是足少阴肾经上的交信穴。

6. 阳跷

> 阳跷外踝下申脉，外踝后上小大腿，
> 腹胸侧肩颈外口，手足太阳阴跷会，
> 再上发际下耳后，胆经颈后相交会。
> 跷管下肢眼睑癫，头目眠眩调阴阳。
> 阳跷交会居巨髎，申脉仆参臑俞跗阳，
> 肩髃巨骨和承泣，睛明风池和地仓。

注

阳跷脉起于外踝下足太阳膀胱经的申脉穴，沿外踝后上行，经小腿、大腿外侧，再向上经腹、胸侧面与肩部，由颈外侧上挟口角，到达目内眦，与手足太阳经、阴跷脉会合，再上发际，向下到耳后，与足少阳胆经在项后相交会。

"跷"：轻健矫捷之意。跷脉主管下肢运动和眼睑开合，调节肢体阴阳。

阳跷脉治疗：失眠，眩晕、头痛、目病、癫痫。

阳跷脉有 12 个交会穴：巨髎，申脉，仆参，臑俞，跗阳，肩髃，巨骨承泣，睛明，风池，地仓。阳跷的郄穴是手太阳小肠经的跗阳穴。

十、奇经八脉

1. 奇经八脉的含义及其特点

> 奇经八脉督任冲，带阴阳维阴阳跷。
> 督脉任脉有腧穴，合称十四经明了。
> 奇八脏腑无络属，奇八之间无里表，
> 走向分布不规则，奇恒之府密切绕。

注

奇经八脉不隶属于任何脏腑，也无阴阳表里配合（即表里配属关系），"别道奇行"，所以叫"奇经"。奇经八脉中的任脉和督脉因为都有它自己所属的腧穴，就和十二经脉相提并论了，合起来叫"十四经"。跷与蹻两字皆可用。

奇经八脉的特点是：①奇经八脉与五脏六腑没有络属关系。②奇经八脉之间无表里相配关系。③奇经八脉的走向、分布都不规则。④奇经八脉与奇恒之府的关系密切。

2. 奇经八脉的主要功能

> 奇八纵横循十二，联统气血调阴阳，

密切十二经联系，肝肾子宫脑髓养，

蓄灌调十二气血，犹如湖泊水库样。

阳气真元督脉帅，阴气精血任脉海。

带脉约束纵行经，冲脉十二经血海。

阳维一身表主管，一身之里阴维管。

两侧阴阳阴阳跷，调节腿动管睡眠。

大椎手足三阳督，足三阴任交中极、关元。

注

奇经八脉纵横交错地循行分布于十二经脉之间，将部位相近、功能相似的经脉联系起来，达到统帅有关经脉气血，协调阴阳的作用。

因此，奇经八脉有三个方面的作用：①奇经八脉进一步密切了十二经的联系；②与肝、肾、子宫、脑、髓等奇恒之府的关系密切，增强了它们相互之间的生理病理联系；③对十二经脉的气血有着蓄积和渗灌的调节作用，当十二经脉和脏腑的气血旺盛之时，奇经八脉就如湖泊水库一样加以储蓄；当十二经脉生理功能需要气血供应时，奇经八脉又能渗灌和供应（注意顺诀释义时的言词补加）。

督脉统帅全身的阳气和真元，称为"阳脉之海"。

任脉妊养全身之阴经，总调全身阴气和精血，称为"阴脉之海"。另外，任脉起于胞中，与女子妊娠有关，叫"妊主胞胎"。

冲脉有涵蓄十二经气血的作用，有"十二经之海"和"血海"之称，与女性月经密切相关。

带脉约束躯干部的纵行经脉。

阳维脉主管一身表，"维络诸阳"。阴维主管一身里，"维络诸阴"。阴阳维脉具有维系一身阴经和阳经的作用。

阴跷脉和阳跷脉"分主一身左右之阴阳"，两侧的阴阳由阴阳跷脉主管，有濡养眼目，司眼睑开合，且调节下肢运动与管理睡眠。

督脉的大椎穴为手足三阳经的交会处。任脉的关元，中极是足三阴经的交会处。

十一、十二经别

经别离入出合行，肘膝关节旁别离，

深入体腔脏腑联入，浅出体表头项际出，

头项阳经合本经合，阴经合于表里阳，

阴经经别合头面，表里六组六合匡。

六合加强表里联，加强经脉脏腑联，

弥补十二经不足，增强经别头面联，

扩大十二经主治，表内肢躯向心联。

阳明经别上联心，加强各经与心联。

注

经别是十二经别的简称，是十二经脉别出的，分布于胸腹和头部，沟通表里两经并加强与脏腑联系的另一经脉系统，是包括在十二经脉范围以内的经脉，故叫"别行的正经"。

十二经别具有"离入出合"的特点：其走行是：多从肘膝关节旁的正经别出（离）。经过躯干深入体腔内与相关的脏腑联系，走入人体深部，呈向心性循行（入）。再浅出于体表，上行头项部，浅出于颈项而上头面（出）。在头项部阳经的经别合于本经的经脉（合）。六阴经的经别合于其相为表里的六阳经的经脉（合）。阴经的经别合于头面。

十二经别按阴阳表里关系汇合成六组，故有"六合"之称。

十二经别通过"六合"：①加强了表里两经的联系。②加强了经脉与脏腑的联系，即加强了体表与体内、四肢与躯干的向心性联系。③加强了十二经脉与头面部的联系。④弥补了十二经的不足。⑤扩大了十二经脉的主治范围。足阳明胃经的经别上联于心。因此，⑥十二经别各自都加强了各经与心的联系。

十二、十二经筋

十二经筋起肢末，结聚节骨走头身，

不入内脏只行表，束骨利于关节伸。

联络四肢与百骸，保护主管官节运。

注

经筋是十二经筋的简称。是十二经的经气濡养筋肉骨节的体系，是附属于十二经脉的筋膜系统，是经脉经气在人体四肢百骸、骨骼筋肉之间运行的另一路径。

十二经筋起于四肢末端，结聚于关节、骨骼部，走向躯干头面，不入内脏只行表。只运行于体表筋肉，故称"经筋"。经筋也分为手足三阴三阳，其数目与经脉相同，其循行道路也多与经脉相接。

十二经筋与十二经脉的分布循行基本上相一致，但是，十二经脉有顺逆之不同，而经筋走向都起于四肢指爪之间，在踝、膝、臀、腕、肘、腋、髀、颈等处结聚，终结于头面等处，沿行于体表，不入内脏，而与他经相接。经筋的作用主要是联络四肢百骸，约束骨骼，司关节运动，对关节有保护作用，利于关节屈伸活动，以保持人体正常的运动功能。

十三、十二皮部

十二皮部十二经，人体气血通外层，

络脉卫气散布处，卫体抗邪反映病，

协助诊断扩疗法，增强治疗之效应。

注

十二皮部分布在人体的体表的最浅部位，其循行范围是以十二经脉来划分区域的。是十二经脉及其所属络脉在体表的分区。十二皮部受十二经脉及其络脉气血的温润濡养，而维持正常的功能。十二皮部位于体表的最浅部位，与外界直接接触，对外界变化具有调节作用，还能从"面"上加强十二经脉的联系。

十二皮部是十二经脉功能活动反应于体表的部位。十二皮部是人体外层，又与经络气血相通，是络脉之气即卫气散布之处，起着：①保卫机体、抵抗外邪；②反映病候；③协助诊断，扩展治疗方法，增强治疗效应的作用。

第五章 体质学说

一、体质的基本概念与构成

体质先后天形成，形态生心差异性，
相对稳定长育老，自然社会环境应。
体质形神两方面，司外揣内察特征，
体格体型体表态，膏脂肉型体特征。
生理机能与心理，都有内在相关性。

注

体质学说认为：人体生命过程中，体质是在先天禀赋和后天获得的基础上形成的形态结构，而这形态结构，生理机能和心理状态方面，都有差异性、有相对稳定的固定特质；在其生长、发育和衰老过程中所形成的与自然、社会环境相适应的相对稳定的人体个性特征。

人体正常的生命活动是形与神的协调统一，是生命存在和健康的基本特征。神由形生，神依附于形才能存在，形是神活动的物质基础，即"形神俱备，乃为全体"。神是形的功能表现和主宰，神作用于形，对人体生命具有主导作用，神能协调人体脏腑的生理机能。

形壮则神旺，形衰则神衰。中医"司外揣内"的认识方法，可以从体表推测人的体质特征，可以了解其体表形态、体格、体型等方面的差异性，将人的形态特征划分为膏型、脂型和肉型的体质特征，以此认知其生理机能与心理特征的差异性，认为这些都有其内在相关性。

二、体质特性

体质先天遗传性，后天可调相对稳，
形神一体群类同，动态可变可测性，
差异多样八特点，以母为基父为楯。

注

特点即特性。人的体质有8个特点：

1. 先天遗传性。人之生，以母为基，以父为楯《灵枢·天年》。父母之精是个体生命的基础，使其外表形态、脏腑机能、精神状态等具有遗传特点。

2. 后天可调性：体质的相对稳定、动态可变和连续可测使防病治病有了可能，针对其体质状况可制定防病治病的方案，以改善体质的偏颇。

3. 相对稳定性：因为遗传因素所规定内在规律，呈现出与亲代类似的特征，在形成之后不易改变，具有相对稳定性。且长期稳定的环境也是体质相对稳定的重要因素。

4. 形神一体性："形神合一"是中医学对体质的独特描述，体现了中医学体质概念的特点，认为脏腑功能活动产生的各种精神活动（神）反映了人体形态的生理、心理特性。

5. 群类趋同性：同一种族或聚居在同一地域的人，受其环境和习惯的影响而体质有着群类趋同性。

6. 动态可变性：先天禀赋决定着个体体质的相对稳定性和个体体质的特异性，后天各种环境因素、营养状况、饮食习惯，精神因素、年龄变化、疾病损害、针药治疗等，都使体质具有可变性。

7. 连续可测性：个体体质的存在和演变时间的不间断性，体质特征伴随着生命过程的全过程，具有遵循着某种类型体质固有的发展演变规律缓慢演化的趋势，此种趋势使体质具有可预测性，为治未病提供了可能。

8. 差异多样性：体质因人而异、千变万化，呈现出多样性特征。可经过人体形态、机能和心理活动的差异现象表现出来，因此，个体多样性差异现象是体质学说研究的核心问题。

三、体质的生理基础

> 体质脏腑经络关，精气血津液关联，
> 身体要素与素质，先后天精壮劣鉴。
> 精亏脾肾肺虚质，老年精亏共同点。
> 气亏推动调节衰，气郁气阳阴虚见。
> 血与津液濡润差，血虚血瘀痰燥黏。
> 精气血津液失调，气血两虚滞瘀变，
> 津亏血瘀血精亏，差异性把藏象研。

注

体质与脏腑经络、精气血津液密切相关，它们反映了身体诸要素或全部的素质体征，反映了先、后天之精的壮盛与优劣。

精化生脏腑之气，而脏腑之气的升降出入运动推动和调节机体的生理机能和心理活动。

每一脏腑之精的先后天成分比例不同而发挥着相对特异的作用，使各个脏腑表现出相对特异的机能体征，在个体则表现精的盈亏的优劣差异。

精不足可形成脾虚质、肾虚质、肺虚质等体质类型，老年体质的共性为精亏虚。

气由先、后天之精化生，与吸入的大自然清气相融合而成，具有推动、温煦、防御、固摄等作用，是推动、调节各脏腑功能活动的动力来源。气的盛衰形成了不同的体质类型。气的病变可见气郁质、气虚质、阴虚质、阳虚质等体质。

血和津液失调可见血虚质，血瘀质，痰湿质，燥红质，黏滞质等体质（注意口诀中各字的含义）。

精气血津液失调可见：气血两虚质，气滞血瘀质、津亏血瘀质、血虚精亏质。

中医研究体质，实质上就是从人体差异性方面去研究藏象。

四、体质的影响因素

> 体质强弱与偏颇，因于脏腑与经络，
> 精气血津液因素。先天之精强与弱。
> 年龄不同体质变，饮食改变体质成，
> 男肾先天精气本，女肝先天血为本，
> 男对邪敏易患病，劳逸情伤脏腑精，
> 地理不同体不同，疾病针药其他因。

注

体质的强弱与偏颇，取决于脏腑经络和精气血津液的强弱偏颇。与先天禀赋，年龄因素，饮食因素，性别差异，劳逸所伤，情志因素，地理因素，疾病针药及其他影响有关。

先天禀赋是指父母生殖之精的质量影响子代的厚薄强弱，孕母妊娠期的保健、养胎、药食、疾病对子代都会产生影响。

人有生长壮老已。年龄是人体的脏腑经络及精气血津液的生理功能变化的过程。年龄不同，体质不同，患病有所不同。

人的五脏六腑，各有所好；饮食物的成分性味不同，其营养状况不同。脏腑之精气阴阳，需五味阴阳的和合而生。长期饮食习惯和固定的膳食品种质量，日久可因体内某些成分的增减等变化影响体质。

男女因性别差异而患病不同，男性以肾为先天，以精气为本，易伤精耗气，以气病为多，对病邪比女性敏感，且病变常较重，死亡率比女性高。女性以肝为先天，以血为本，以血分病为多，因经、带、胎、产、乳都伤血而引起体质改变。

劳逸适当可保持良好体质，身心健康。情志活动是脏腑精气对外界的应答而产生的，过度持久刺激可损伤脏腑精气而影响体质。

地域不同，人们的饮食、起居、民俗、生活方式不同则与其他地域人群的体质形态结构、生理功能、代谢方式和心理行为不同。

疾病使人的体质向不利方向发展，针药则可参与脏腑经络的调节，可使体质改变。

五、体质的分类

1. 阴阳平和体质

体质理想阴阳平，强壮胖瘦适度人，
食量适中二便调，明润含蓄舌红润，
脉象缓匀随和朗，精力充沛目有神，
调节适应能力强，反应灵活思维敏。
不易感邪少生病，患病表证或实证。

注

体质理想是阴阳平和的体质。这种体质特征为身体强壮，胖瘦适度，食量适中，二便通调，面色明润含蓄，舌红润，脉象缓匀，性格随和开朗，精力充沛，目光有神，自身调节和对外适应能力强，反应灵活，思维敏捷。不易感邪，较少生病；患病多为表证或实证。且易于治愈或不药而愈，只要调养得当，易获长寿。

2. 偏阳体质

偏阳体质亢热动，面色苍黑或微红，
畏热喜冷易出汗，食量较大便不通，
舌红脉数性欲强，急躁好强性喜动，
精力旺盛反应敏，阳热易感热暑风，
热证实证易伤阴，失眠心悸眩晕痛，
易患疮疖出血病，火旺阳亢阴虚重。

注

偏阳体质有亢奋、偏热、多动的特点，面色多苍黑或微红，畏热喜冷，体温略偏高，易出汗，食量较大，大便易黄干而臭或不通，舌红脉数，性欲较强，易急躁好强，性格喜动，精力旺盛，反应敏捷，阳热之体易感风、暑、热等阳邪，感受阳邪后多表现为热证、实证，易化燥伤阴，失眠心悸，眩晕头痛，易患疮疖或出血病，内伤杂病多见火旺阳亢或阴虚等较重之症。

3. 偏阴质

> 偏阴体质抑寒静，畏寒喜热低体温，
> 体弱偏胖易疲劳，喜静少动胆小惊。
> 食少舌淡迟缓慢，寒湿阴邪易感性，
> 表证直中易传里，内伤阳虚阴虚证，
> 湿滞水肿痰饮瘀。冬天易把冻疮生。

注

偏阴体质的特点是抑制、偏寒、多静，平时畏寒喜热，体温偏低，体质较弱，偏胖，易疲劳，喜静少动，胆小易惊，食少，舌淡，精力偏弱，动作迟缓，反应较慢，脉搏迟缓。对寒、湿等阴邪易感性较强。如感受表证易传里或直中内脏。内伤杂证多见阳虚或阴虚之证，容易发生湿滞、水肿、痰饮、血瘀。冬天易生冻疮。

另外《灵枢·通天论》将人格特征和行为特征分为5态：
太阴人、少阴人、太阳人、少阳人、阴阳平和人。
中华中医药学会把体质分为9种：
平和质、气虚质、阴虚质、阳虚质、痰湿质、湿热质、血瘀质、气郁质和特禀质。治病要辨质论治，辨病论治，"因质制宜"。

六、体质学说的应用

> 体质易感赖受性，病随体质从化变，
> 病的传变体质定，体质强壮难传变。
> 体质辨证之基础，体质决定证候变。
> 治疗用药与剂量，针灸宜忌调养鉴。

注

体质因素决定着个体对某些病邪的易感性和赖受性，脏腑组织的刚柔性不同，对某些病因的易感性不同。内伤杂病与体质也密切相关。

体质因素决定着病机的"从化"，不同体质类型有潜在的、相对稳定的倾向性，叫"质势"，与病理演变的趋势合称"病势"。

病势依附于质势而从体质发生的转化叫"质化"，又叫"从化"。

疾病在脏腑经络的传递转移，与邪正盛衰及治疗情况都取决于体质因素。体质强壮则难于传变。体质是辨证的基础，决定着证候的变化，体质指导治疗、用药及剂量，决定着针灸宜忌，决定着病后的善后调理，体质也指导其养生保健、治未病。

第六章 病 因

一、六淫致病的特点

> 六气太过不及犯淫，季节气候环境关，
> 单独相兼都发病，互相影响互相转，
> 六淫肌表口鼻入，或是两者皆邪犯。
> 春风夏暑长夏湿，秋燥冬季感外寒，
> 风寒湿郁可发热，火热化燥生风变，
> 外感内生相混杂，病理转化仔细辨。

注

疾病的发生主要关系到正气和邪气。六气"风、暑、湿、燥、寒、火"本为自然界中的六气。若六气太过或不及皆会伤害人体使发病而称为六淫。因此，六淫是六种外感病邪的总称。

六淫致病有4个特点：

①季节性及地域性：六淫发病与季节、气候；居处、环境（地域性）有关。如春风即春季多风病。

②相兼性：六淫可单独或相兼侵犯人体而发病。

③六淫发病后互相影响、互相转化，如暑湿日久可化燥伤阴。

④外感性：六淫多数是由外邪侵袭人体，可从肌表，或从口鼻侵入人体发病，也可两者同时受邪侵而发病。

1. 风

> 风阳开泄轻袭阳，恶风自汗（善）行数变，
> 风性主动百病长，燥湿寒热风相兼。

注

风邪具有善动不居，轻扬开泄的特点，为外风。当与内风相区别。

①风为阳邪，其性开泄轻扬，易袭阳位，即易侵犯人体的高位和肌表。阳受风，上先受之。

②风性，侵袭人体多见恶风、自汗等症状。

③风性善行而数变（风性善行是指风邪伤人，病位不定。数变指风邪致病具有变幻无常，行无定处和发病迅速的特点）。

④风性主动，致病则见动摇不定的特点，故诸暴强直（四肢抽搐，颈项强直，角弓反张等），皆属于风。

⑤风为百病之长，常相兼他邪（燥、湿、寒、热）而侵袭人体致病。春季多风病。风与肝相应。

2. 寒

寒阴伤阳性清冷①，寒性凝滞②和收引③。

恶寒厥冷呕吐泻，拘急很痛脉沉紧。

癥瘕带下闭后期，妊娠疼痛不孕病。

注

寒邪是具有寒冷、凝结、收引等特点的外邪。晚秋、冬季、早春多寒。当与内寒相区别。寒：肃杀、潜藏、凝结阻滞，收缩牵引拘急。

①寒为阴邪，易伤阳气，寒性清冷。寒邪侵害人体的临床表现为阳气衰退的寒证：脘腹冷痛，呕吐，腹泻，恶寒蜷卧，手足厥冷，下利清谷，小便清长，精神萎靡，脉微细等；外寒侵袭卫阳则恶寒重、发热轻。

②寒性凝滞（凝结、阻滞），寒则不通，寒凝血瘀，临床多表现为痛证。寒凝最痛，痛者寒多。

③寒性收引（收缩牵引）。寒袭肌表，寒伤肌表卫气，腠理闭塞则恶寒发热，无汗。寒气客于脉外则脉寒，脉寒则缩踡，缩踡则脉绌急，绌急则外引小络，故卒然而痛而且痛势剧烈。寒客血脉则头身疼痛，脉沉紧。寒客经脉则肌体屈伸不利，冷厥不仁。冬季多寒病。寒与肾相应。

寒与风或湿相兼为病叫风寒，寒湿；外寒：伤寒，风寒，寒湿，寒痹。内寒：心阳不足，脾阳不足，肾阳不足，脾肾阳虚，肝寒，肝经寒凝。

寒则血凝，瘀阻胞脉而妇女患癥瘕、带下、闭经、月经后期、妊娠疼痛、痛经、宫寒不孕等。

3. 暑

暑为阳邪性炎热①，脉洪面赤烦壮热，

暑性升散耗气津②，暑多挟湿③恶呕泻。

暑热伤人袭肌表，影响气机和神志。

注

暑邪具有炎热、升散、兼湿的特点。常在夏至之后，立秋之前侵犯人体致病。暑纯为外邪。仲夏伤暑。暑与心相应。

①暑为阳邪，其性炎热，感邪后人多表现为一系列阳热症状，如脉大洪数，面红赤，心烦壮热、大热、高热，大汗，大渴，热扰心神则烦躁闷乱。

②暑性升散，易耗气伤津，临床表现为汗多口渴。气随津泄而气虚，气短乏力困倦，严重时昏倒不省人事。

③暑多挟湿：临床表现为恶心、呕吐、泄泻，身热不扬等湿滞症状。暑热伤人袭肌表：暑则皮肤缓而腠理开，故暑热汗出较多，汗多则伤津，气随津泄则气耗。津伤则无以滋润故舌干口燥。气耗则气短，倦怠乏力，少气懒言。湿去则热孤。

④暑热影响气机和神志：暑热致气机升降紊乱则头晕目眩，心烦闷乱。暑热影响神志：暑热之邪内传脏腑而扰乱心神则气机逆乱，蒙蔽神明则出现卒然昏倒，不省人事，神昏谵语等中暑重症。仲夏多暑病。

4. 湿

湿阴伤阳阻气机，湿性重浊和黏滞，
隐袭趋下袭阴位，困裹弥漫绵难治。
下注冲任带下痒，不孕恶阻胎肿疾。

注

湿邪是具有重着、黏滞、趋下特性的外邪。当与内湿相区别。

①湿为阴邪，易伤人体阳气，易阻遏气机。临床表现为痞闷胀痛，伤阳气则使水湿停聚，发为腹泻、尿少、水肿等。湿为水分太多，诸湿肿满，皆属于脾，故治湿要健脾利水。

②湿性重浊（重为沉重、重着；浊为秽浊，即分泌物秽浊不清）。临床表现为头身困重如绑裹（困裹、挟裹、绷紧感），头沉头闷，四肢固定性酸懒沉重，关节疼痛重着，大便溏泻，面垢眵多，下痢黏液脓血，小便浑浊，妇女带下多，湿疹浸淫流水等。

③湿性黏滞：即黏腻停滞，阻滞。故湿邪黏滞致病最易患着痹。千寒易治，一湿难治，湿邪为病多缠绵难愈，或反复发作，如湿热、湿痹、湿温病等，因其病程长，治疗时间亦较长，需说服患者配合治疗。

④湿性趋下，易袭阴位。阴受湿，下先受之。湿邪为病多见下部的症状，如水肿以下肢为显著，淋浊，脚气，下肢溃疡，带下，泄痢等。

⑤湿邪致病具有广泛性，湿致百病，湿为病遍及脏腑、经络、肌肉、关节，湿蒙上焦及头（头重、头胀），湿阻中焦（脘闷纳呆），湿阻下焦（跗肿淋浊），湿邪致病多种多样（痰饮、水肿、呕吐、泄泻、痹证、痿证等）。

湿与热合：湿热薰蒸郁于肝胆致黄疸。湿热浸淫于皮肤肌表致疥癣疮疡，湿疹黄水淫溢。湿热蕴于心经，则口舌生疮糜烂。

湿热下注膀胱致淋浊，尿痛、尿急、尿频。湿热下注于肠腑则泄泻，痢疾。湿热下注于下焦而损伤冲任带脉，则带下赤白。

⑥湿邪致病具有隐袭性，起病缓慢，不易被患者察觉。凡久居湿地，伤于雾露，水中作业而被外湿所袭，饮酒嗜茶，食生冷厚味，脾肾阳虚等因内湿皆易发湿病。长夏多湿病。与脾相应。

⑦妇女湿邪下注冲任则带脉失约患带下，阴痒，不孕等；如在妊娠期加受胎气影响则恶阻，胎肿（妊娠水肿）等。

湿病症状口诀

诸湿肿满皆属脾，酸懒沉重头沉闷，
湿疹带下泄泻痢，纳呆厌油尿淋频，
积液黄疸溃疡癣，痿痹水肿或痰饮。
下注冲任带下痒，不孕恶阻胎肿病。

注

湿则困脾。诸湿肿满皆属脾，湿邪病缠绵则酸懒沉重，头沉头闷，湿疹，带下，泄泻，痢疾，纳呆厌油，尿淋尿频，积液，黄疸，溃疡，癣，痿痹，水肿或痰饮。妇女湿邪下注冲任则带脉失约患带下，阴痒，不孕等；如在妊娠期加受胎气影响则恶阻，胎肿（妊娠水肿）等。

5. 燥

> 燥阳伤肺性干涩，温燥凉燥伤津液。
> 外燥秋生化热火，内燥上中下当别。
> 内燥伤阴舌少津，消渴盗汗五心热。

注

燥邪是具有干燥、收敛等特性的外邪。五脏阴液的根本是肾。肾恶燥，胃恶燥，肺恶燥。燥易伤肺。燥胜则干。"诸涩枯涸，干劲皱揭，皆属于燥"。燥分内燥和外燥。燥旺于秋季。燥与肺相应。

外燥有温燥和凉燥，温燥发于秋之初，因夏季余热火邪和秋气不断敛肃所致。凉燥发于秋末近冬之寒，此深秋之凉是凉而燥，叫凉燥。

①燥易伤肺。肺为娇脏，喜润而恶燥，故燥伤肺津则见干咳少痰，或痰黏稠难咯，或痰中带血，或喘息胸痛等。

②燥性干涩，易伤津液。无论温燥或凉燥皆伤津液，造成阴津亏损的病变（燥胜则干），如口鼻干燥，咽干口渴，皮肤干涩，甚则皲裂，毛皮不荣，小便短少，大便秘结等。

6. 火

> 火阳热著性炎上，生风动血生肿疡，
> 耗气伤津火毒热，火扰神明神志茫。
> 高热渴汗脉洪数，面红目赤尿赤短。
> 热伤冲任血妄行，崩漏胎漏月经先，
> 恶露不绝产后热，热扰胎儿动不安。

注

火邪是具有炎热升腾的外邪，叫火热之邪。当与内火相区别。另有温邪，当别。

①火热为阳邪，其性炎上。火为热之著。"阳胜则热"，火热伤人则多见高热、恶热、烦渴、汗出、脉洪数等；热扰心神则心烦失眠，狂躁妄动，神志迷茫，甚则神昏谵语等。

②火易生风动血。生风即热极生风，可见高热，神昏谵语，四肢抽搐，目睛上视，颈项强直，角弓反张等。动血即火热迫血妄行，可见各种出血，如吐血、衄血、便血、尿血、紫癜、月经过多、崩漏等。

③火热之毒易生肿疡。

④火热易耗气伤津，临床见热象：口渴喜饮，咽干舌燥，尿短赤，大便秘结。"壮火食气"则可有全身性津、气衰脱。

热伤冲任，迫血妄行，则妇女崩漏、胎漏、月经先期、恶露不绝、产后热、胎动不安。

（1）火淫证候

> 火淫温热阳内盛，发热面红口渴甚，
> 便秘尿黄舌质红，苔黄脉数主要症。
> 风热犯表肺胃热，肝火上炎心火盛，
> 肠热腑实扰胸膈，肝火犯肺营血阴，
> 热闭心包病势剧，火淫先把热邪清。

注

火淫证候因温热之邪致阳内盛，症见发热面红，口渴甚，便秘，尿黄短少，舌质红，苔黄脉数等。

火淫证候常见有：

风热犯表证，肺热炽盛证，胃热炽盛证，肝火上炎证，心火亢盛证，肠热腑实证，热扰胸膈证，肝火犯肺证，热入营血证，热闭心包证（病势重剧）。

火淫证候首先要清解热邪。

（2）火热

火热高热烦渴汗，面红目赤口舌烂，

舌红苔黄脉洪数，（或）夜热失眠尿赤短，

舌绛昏谵脉细数，（或）吐血衄血发疹斑。

注

顺诀拆义时当注意"或"字，即火热证的临床表现为：高热壮热，汗出，心烦，渴喜冷饮，面红目赤，口舌糜烂，小便短赤，舌红苔黄，脉洪数；或身热夜甚，心烦不眠，渴不多饮，甚则神昏谵语，舌红绛，脉细数；或吐血、衄血、发疹、发斑等。

治当清热泻火。

再注：温热之邪经肌表口鼻而入，则肌表营卫失调，阳气郁阻，不得泄越致机体阳气亢盛，功能亢奋，正邪剧烈搏斗则见高热恶热喜冷、脉数等一系列火热征象。

大热、高热在皮肤腠理疏泄，玄府常难（阖）合故汗大泄；热伤津液故大渴大饮，热在营阴故脉洪大数。热壅血脉故血流加速，血液充盈隆盛，严重者血热逆乱妄行而见一系列动血出血的病证。

温、热、火：温为热之渐，火为热之极。火热常混称。但热属外淫，如风热、暑热、湿热。

火分壮火和少火。壮火食气又称火邪，是指火盛耗气，甚至伤阴。少火是指人体正气，此少火藏于人体脏腑内，有温煦升发的作用，就是阳气的作用，这叫少火，又叫少火生气。

温与热同属外感热病的一类致病因素，故在临床上常常把"温热"并称，叫做温热病邪。

"阴虚则内热，阳盛则外热"和"气有余便是火"，都是指火热。火热由脏腑经络阴阳气血失调所致。

外火即外感火热，是直接受温热之邪（暑热天，高温作业等）致火热病证。外火可由风暑湿燥寒转化而来；邪侵阳明燥土易化火，但邪侵少阴湿土则很难化火。

风寒暑湿燥侵袭人体，多数要经过一段化热过程：寒邪从阳化热、湿郁化热、风与燥从阳化热化火，都生成火、火毒，都可患热证如口舌糜烂、舌生芒刺、肿毒疮疡，或高热、超高热而扰乱神明见狂躁、谵语、神昏，甚至高热生风而见四肢抽搐，目睛上视，颈项僵直，角弓反张等。

简言之：外火是外感风热、火热之邪而引发机体阳热过盛致机能亢奋，症见初起发热重、恶寒轻，头痛脉浮，继而壮热烦渴，脉洪数，常生风动血。

内火（即内热，多属虚火）是阳气过盛化火，邪郁日久从阳化热化火，五志过极化火（如气郁之肝火），症见面红目赤，心烦口渴，尿赤便结，舌红苔黄脉数等症；或精血亏耗，阴虚阳亢而虚热虚火内生；症见五心烦热，或骨蒸潮热，失眠盗汗，舌红少苔脉细数；或虚火上炎之牙痛，咽痛颧红升火等症。

外感风热、感受火邪，感寒从阳化热，湿郁发热，气郁化热，风与燥从阳化热化火，阳气过盛化火，五志过极化火，阴虚阳亢之虚热虚火。

（3）火毒

火毒壮热烦不眠，躁扰发狂神昏谵，

疮肿局部见脓血，脉数有力苔黄干。

注

脑的神志疾病多见于阳亢，火盛。实热实火、虚火、郁火、痰火、心火、肝火，火证几乎见于所有精神疾病中。火邪入血分，可聚于局部，腐蚀血肉发为痈肿疮疡。

（4）火邪为病总诀

躁热过极火来犯，实火病急因外感，

火毒疮肿脉搏数。心火昏谵口舌烂，

肝（胆）火眩晕目赤痛，脾火唇肿口渴烦，

胃火口渴牙龈痛，肺火咳血黄稠痰。

肾火晕鸣五心热，消瘦盗汗腰膝软。

大肠便秘肛门（灼）热，小肠尿痛口舌烂，

膀胱血尿淋浊癃（闭）；虚火潮热五心烦，

肺阴不足咳少痰，心阴悸忡又失眠。

肝肾阴虚头眩晕，耳鸣遗精腰膝酸。

脾胃阴伤虚火旺，口渴欲饮口燥干。

阴虚火旺要滋阴，气虚内热用甘温，

实火要用苦寒剂，阳气衰败温补肾。

火热温性质相近，燔热伤津阳热盛，

热渴面红脉洪数，动风动血发斑疹。

心肝受灼则狂躁，营热疮惊抽搐昏。

注

躁热过极都因火来犯。实火发病急，因外感而起。火毒则发红肿疮疡，口舌唇溃烂，脉数。心火扰神则神昏谵语，且见口舌糜烂。

肝胆火热则头晕目眩，目赤肿痛。脾火则口唇红肿疼痛，口渴烦躁。胃火则口渴，牙龈肿痛。肺火则咳血，咳吐黄稠痰。

肾火为肾阴虚的虚火，则有头晕耳鸣，五心烦热，消瘦盗汗，腰膝酸软。大肠热则便秘，肛门灼热。小肠热则尿痛尿急，口舌糜烂。

膀胱热则血尿，淋浊，癃闭。虚火则潮热盗汗，五心烦热。肺阴不足之热则干咳少痰。心阴虚之虚热则心悸，怔忡失眠。

肝肾阴虚之虚热则头晕目眩，耳鸣遗精，腰膝酸软。脾胃阴伤之虚火旺盛则口渴欲饮，口燥咽干。

阴虚火旺要滋阴，气虚内热用甘温，实火要用苦寒剂，阳气衰败要温补脾肾之阳。

火、热、温性质都相近。高热燔热损伤阴津，阳热内盛，大热大渴，面红，脉洪数。高热易动风，动血，发斑疹。

心肝受灼则狂躁，营血热则患高热，疮疡，惊厥，抽搐，昏迷。

火邪总见脉数。实火则见脉洪数，洪大数，弦数，滑数等，虚火多见脉细数或细弦数。火多见苔黄舌燥。大肠火、小肠火、膀胱火热。

注意：学习本书者应着重对比记用本书口诀中的阴证、阳证、火证、热证、水证、湿证。疾病虽变化无穷，总不离阴阳；阴阳总不离水火。中医师必须知道水火，治病必须注重水火（寒热水湿、火热）。

二、外感六淫与内生五邪的区别

> 内生五邪病理联，类似燥火风湿寒，
>
> 脏腑气血（津）液失调，引起综合病机变。

注

有时外感六淫与"内生五邪"相混杂，应仔细辨明其病理变化。内生五邪是指体内气血津液、脏腑等生理功能失调所引起的综合性病机变化而产生的类似风、寒、湿、燥、火六淫外邪致病的病理现象。因其起病于体内，故称内风（肝阳化风，热极生风，阴虚风动，血虚生风），内寒（寒从中生），内湿（湿从内生），内燥（津伤化燥），内火（火热内生即阳气过盛化火，邪郁化火，五志过极化火，阴虚火旺及脏腑之火）。

第二节 疠 气

> 疠气致病发病急，病情较重症相似，
>
> 传染性强易流行。疫疹瘟黄和瘟疫。
>
> 社会、预防隔离差，气候环境和饮食。

注

疠气致病，具有发病急骤，病情较重，一气一病，症状相似，传染性强，易于流行。疫疠一般分为疫疹证、瘟黄证和瘟疫证。疫疠的传染与社会影响，预防隔离工作，气候，环境和饮食等因素有关。

第三节 七情致病的特点

> 七情直接伤内脏，损伤相应之五脏，
>
> 主伤心神心肝脾，影响脏腑气机畅，
>
> 易伤潜病之脏腑，情志病重恶化彰。
>
> 思结悲消下惊乱，喜则气缓怒气上。
>
> 情志异常波动后，伏邪伏病虚易伤。
>
> 妇女多怒痛闭经，经行吐衄崩漏伤，
>
> 恶阻缺乳癥瘕病，月经后期肝经酿。
>
> 妇女思伤经量少，坠胎小产胎不安。
>
> 闭经缺乳癥瘕痛。惊恐崩闭胎不安。

注

七情即怒、喜、忧、思、悲、恐、惊七种情志变化，是机体的精神状态。此七情在突然、强烈或长久刺激人体后，会使气血失调而发病。

七情致病不同于六淫，七情内伤特点如下。

①七情致病直接伤及相应之内脏，精气。而且主要是伤心、神，致心神不宁，甚至精神失常，七情发于心而应于五脏，心为五脏六腑之大主，怒动于心则肝应，思动于心则脾应，忧动于心则肺应，恐动于心则肾应。即怒伤肝，喜伤心，思伤脾，忧伤肺，恐伤肾。

②七情致病影响脏腑气机，使气机逆乱而气血失调。如怒则气上，喜则气缓，思则气结，悲则气消（气下），惊则气乱。

③七情致病多发为情志病，因情志刺激而发病，如癫痫狂。

④七情易伤心肝脾，七情伤脏可单一情志伤脏，又可两种以上情志交织伤人。如郁怒伤肝，肝气郁结，可累及脾胃，或累及心肺，因此，心肝脾在七情活动中起主要作用，最易受损伤，症见肝气郁结，两胁胀痛，胸闷太息，梅核气，月经不调，甚则痛经闭经，癥瘕；累及脾胃则食欲不振，脾运失健，可见纳呆胀满，便溏便秘，累及心肺则悲伤欲哭，心情漠然，气短心悸。

⑤七情致病易损伤潜病之脏腑。潜病是已经有了的病但还没表现出临床症状的病。因潜病（伏邪，伏病）是脏腑正气已虚，虚则易伤，如曾患过头痛、头昏者遇情志刺激，可导致复发或中风。

妇女多怒则患痛经，闭经，经行吐血衄血，崩漏，恶阻，缺乳，癥瘕，月经后期等，常因肝经失调所致。

妇女思伤过度则月经量少，坠胎，小产，胎动不安。闭经，缺乳，癥瘕等。

妇女惊恐过度则患崩漏，闭经，胎动不安等。

第四节 饮食失宜

饮食内伤脾胃病，过饥过饱不卫生，
寒热偏嗜五味偏，食物类别偏食症。

注

饮食是人类赖以生存和维持健康的基本条件，为后天生命活动提供所需。饮食是精微物质的重要来源。过饥则营养不良。过饱则伤肠胃引起食积，胀满，呃逆呕吐，聚湿，化热，生痰，痔疮，消渴，肥胖，心脉痹阻等。

饮食不洁：饮食不卫生则易患虫证，或感染发病，或中毒发病，吃腐败食物可致脘腹痛，恶心呕吐，腹泻肠鸣。重则毒气攻心，神志昏迷，危及生命。

饮食不节：饮食偏寒伤脾胃阳气而寒湿内生。饮食辛热致肠胃积热。酸入肝，苦入心，甘入脾，辛入肺，咸入肾，长期偏嗜可损伤内脏。

饮食偏嗜：膳食中缺乏某些食物，可致某些疾病发生，如缺碘发瘿瘤病，缺钙磷发佝偻病，缺乏维生素A则患夜盲症。过食肥甘厚味则生痰、化热、肥胖、眩晕、中风、胸痹、消渴等。

第五节 劳逸失度

过劳伤形筋骨伤，耗气肺脾精气伤，

少气懒言喘息汗，劳神心血脾气伤，
房劳伤肾伤心神，过逸纳呆气不畅。
阳气不振正气虚，神气衰弱呆健忘。

注

劳力过度使体力过度透支，一是过劳耗气，耗伤脏腑精气，致脏气虚少，主要耗肺脾之气而少气懒言，喘息汗出等；二是过劳伤形，即劳伤筋骨。

劳神过度易伤心血，损伤脾气。房劳过度耗伤肾精之气，损及心神。

过逸即过度安逸，其致病特点主要表现在3个方面。

①过逸，气机不畅，长期不运动则气机不畅，脾胃活动呆滞不振，出现食少胸闷腹胀，水湿痰饮内生。

②过逸阳气不振，体质虚弱，抵抗力下降等。

③过逸不动脑致阳气不振而神气衰弱，精神萎靡、健忘、反应迟钝等。

第六节　病理产物

一、痰饮

痰饮病有4特点，变幻多端病广泛，
咳喘胸脘胀痞闷，痰多痰鸣呕吐痰，
半身不遂癫狂昏，纳呆麻木头晕眩，
脉搏弦滑苔滑腻，阻遏气血神明乱，
痰核乳癖瘰疬瘿，病程较长又缠绵。

痰饮水液障碍患，清稀为饮稠浊痰，
饮分痰溢悬支饮，痰分有形无形痰。
有形痰核和瘰疬，无形脏腑经络间。
痰饮六淫饮劳情，肺脾肾焦气化乱。
痰饮阻滞气血行，脏腑经脉滞留变。
痰证眩冒咽中梗，心悸胸闷咳咯痰，

瘰疬痰核恶心呕，阴疽流注麻木瘫，
蒙蔽神明扰心神，昏呆谵妄癫狂痫。
饮留胃肠鸣有声，悬饮胸痛咳胀满，
支饮闷咳平卧难，溢饮身肿而无汗。
痰饮广泛变幻多，滑弦苔腻神明乱，
阻滞气机气血行，病程较长病缠绵。

注

痰饮病有4个特点：

①变幻多端，患病广泛；

②咳喘，胸脘胀痞闷，痰多痰鸣，呕吐痰涎；

③阻遏气血运行则半身不遂，麻木，头晕目眩，癫狂，头昏，纳呆，脉搏弦滑，舌苔滑腻，扰乱神明可见昏迷，患梅核气，痰核，乳癖，瘰疬瘿瘤。

④病程较长，病势缠绵。

痰饮影响水液代谢：痰饮是机体水液障碍所形成的病理产物，其清稀者为饮，稠浊者为痰。痰和饮同出一源，合称痰饮。饮分痰饮、溢饮、悬饮、支饮。

痰分有形之痰和无形之痰。有形之痰如咳出、咯出之痰。无形之痰，是要通过其临床表现出来的证候才能确定的痰。饮多留积于人体的局部或肌肤，根据其停留的不同部位而有不同的名称，如"痰饮、溢饮、悬饮、支饮"。

痰饮可因外感六淫和内伤饮食、劳逸、七情所致。也可因肺、脾、肾、三焦等脏腑气化功能失常紊乱，致水液代谢障碍，水液津停所致。痰饮阻滞气血运行，痰饮可随气流行，或停滞于经脉，在脏腑经脉滞留、阻碍气机而发生病变。

痰饮易于蒙蔽神明，痰浊随气上逆。痰浊上犯头则眩冒，犯咽喉则咽中梗。痰阻心则心悸，胸闷。痰滞于肺则咳嗽咯痰。痰滞于经络则患瘰疬，痰核。

痰停于胃则恶心，呕吐。

痰阻经络肌肉筋骨则患阴疽流注，麻木，瘫痪。痰蒙蔽心窍、扰乱心神则神昏，痴呆，谵妄，癫狂痫。饮留胃肠则鸣有声。

悬饮停滞于胸则胸痛胀满，咳嗽。支饮停于胸膈则胸闷，咳嗽，平卧难。

溢饮停于肌肤则身痛，肌肤水肿，无汗。

痰饮病的特点为：①痰饮致病广泛，变幻多端；②脉搏滑弦，舌苔滑腻；③易扰乱神明；④阻滞气机和气血运行；⑤病势缠绵，病程较长。

二、瘀血

瘀血血行停滞患，滞于脏腑经脉间，
血寒血热气虚滞，气虚失摄损伤变，
血热妄行离经脉，积停体内瘀血患，
瘀血致病阻气机，瘀塞经脉脏腑犯。

瘀血阻肺咳血痛，阻心悸痛唇紫黯。
瘀血阻肝痞块痛，胃肠呕血黑大便。
瘀阻四肢脱疽麻，瘀阻肌肤痛紫黯。
瘀阻胞宫少腹痛，闭痛崩漏月经乱。

痛处不移针刺痛，夜间更痛又拒按。
瘀血肿块局部淤，久病从瘀癥积变。
瘀血出血紫黯块，指甲肤面唇紫绀。
舌下静脉曲张紫，舌头瘀血瘀点斑，
结代细涩沉弦脉，肌肤甲错紫黑黯。
瘀血疼痛肿块血，发绀舌脉的表现。

注

瘀血是血液循行停滞的疾患，血滞于脏腑、经脉之间发生各种病证。血寒、血热、气虚、气滞、气虚失摄、内外损伤等引起病变，血热妄行出血之离经脉之血，积停体内形成瘀血疾患。瘀血致病又反过来阻气机，血瘀滞塞经脉脏腑，互为因果，发生疾患。

瘀血阻肺则咳血胸痛。瘀血阻心则心悸，胸痛心痛，口唇指甲紫黯。瘀血阻肝则胁痛、痞块。瘀血阻滞胃肠则呕血，解黑大便。瘀阻四肢则脱疽，麻木不仁，瘀阻肌肤则疼痛，患肤紫黯。瘀阻胞宫则少腹痛，闭经，痛经，崩漏，月经不调。

瘀血病的特点为：疼痛、肿块、出血、发绀及舌脉的表现。

①肿块，瘀血局部瘀紫肿痛；

②久病从瘀而发生癥块积块；

③痛处不移，针刺样痛，夜间更痛，拒按；

④瘀血出血，血色紫黯或血块；

⑤指甲肌肤面唇紫黑黯，肌肤甲错，紫绀。

⑥舌下静脉曲张紫黯，舌头瘀血、瘀点瘀斑，脉搏结代、细涩、沉弦。

三、结石

结石肝胆胃膀肾，阻碍气血不通疼，
气机阻滞伤脉络，轻重不异久病程。

注

结石是沙石样病理产物。结石多发于肝、胆、胃、膀胱、肾等脏腑，病情轻重不一，病程长短不同，阻碍气血运行，阻滞气机通畅，损伤脉络，常见胀满，疼痛，重者绞痛，出血。

临床上还有前列腺结石，少见的眼底结石。

四、其他病因

其他病因外力伤，烧烫冻伤虫兽伤。
蛔蛲绦钩血吸虫，药邪医过先天伤。
先天胎弱与胎毒。医言处方误诊伤。
药毒加病炮制量。配伍用法不恰当。
狂犬恐水又恐风，烦躁抽搐又惊慌。

注

其他病因为外力受伤。烧烫伤，大寒体温骤降而受冻伤。虫兽所伤因蛔虫、蛲虫、绦虫、钩虫、血吸虫、蛇，或其他虫。

先天病因等伤害，为胎弱与胎毒。近亲婚配，遗传性病。

医生过错，为医言、处方、误诊所伤。药物中毒则见心悸、呕吐、舌麻，震颤，烦躁，黄疸，紫癜，出血，昏迷或死亡。这些可加重原有病情。

药物中毒因炮制不当，剂量过大，配伍不当，用法不恰当。

狂犬所伤则见心烦恐水，恐风，烦躁，抽搐，惊慌等。

第七章 发 病

一、发病的基本原理

> 疾病过程邪正争，盛衰变化之过程。
> 脏腑经络气血功，抗病康复能力正。
> 邪是六淫疫疠劳，病理产物和七情。
> 正虚感邪而发病，正虚生邪也发病，
> 正气强弱病性质，正盛邪实为实证，
> 虚证正虚邪不盛，正虚邪盛错杂病，
> 正不胜邪病危险。邪气致病之条件，
> 影响病情和病位，病性类型和特点。
> 邪使脏腑形质损，改变质型生理乱。
> 邪气某病起主导，疫疠烧冻毒伤案。
> 正能胜邪不发病，邪胜正负则发病，
> 感受阳邪实热证，阴邪实寒寒湿证。
> 邪轻正强病位浅，邪重正弱病重深。

注

　　疾病的发展过程就是邪正斗争及其盛衰变化的过程。正气是指人体的各种物质结构即脏腑、经络、气血等所产生的生理功能、抗病能力、康复能力。

　　邪气是泛指各种致病因素，如六淫、疫疠、劳逸、七情及各种病理产物（如痰饮、水湿、瘀血、结石等）。正虚感邪而发病，正虚生邪也发病。

　　正气强弱决定发病的证候性质：正盛邪实为实证，正虚邪不盛则发为虚证，正虚邪盛则发虚实寒热错杂病、虚实夹杂病。正不胜邪则病危证。

　　邪气使脏腑形质受损，改变体质类型，导致生理机能失常紊乱。

　　邪气是致病的重要条件，形成疾病发生的原因，影响其病情和病位，影响发病的性质、类型和特点。

　　邪气在某些情况下在某病的发作中起主导作用，如疫疠、烧伤、冻伤、中毒、伤害病案等。正能胜邪不发病，邪胜正负则发病。

　　感受阳邪多发实热证，感受阴邪则发实寒证或寒湿证。邪轻正强者病位浅，邪重正弱者病重、病位深。

二、影响发病的主要因素

> 发病环境气候地，生活工作社会因。
> 体质决定病倾向，决定病邪易感性，
> 体质决定病证候，精神状态也发病。

> 体强不易感外邪，若被感染变实证。
> 体弱易感变虚证，易变虚实夹杂证。
> 阳虚感寒阴感热，瘦人阴虚燥痨病。
> 肥人痰湿寒湿病，易患中风或眩晕。
> 卫虚表虚虚实杂，卫气盛者表实证，
> 阳盛热化湿热证，阳虚寒化寒湿证。
> 乐观情畅病亦轻，突然情志刺激病，
> 胸痹心痛或中风；癥积消渴胃痛病。

注

发病与否与环境，气候，地域，生活、工作、社会环境等因素有关。

体质决定发病的倾向，决定病邪易感性，决定发病的证候，精神状态也与发病有关。

体质强壮者不易感外邪，若被感染则多变实证。体弱者易感邪发，且多变虚证，或变虚实寒热夹杂证。阳虚者易感寒邪，阴虚者易感热邪，瘦人阴虚易感燥病、痨病。

肥人痰湿盛易发寒湿病，易患中风或眩晕。卫气虚者表虚感邪易患虚实夹杂证，卫气盛者感邪易患表实证，阳盛者易热化变为湿热证，阳虚者易寒化变为寒湿证。乐观情畅者病亦轻。突然情志刺激，易患胸痹心痛或中风；慢性情志刺激可发癥积，消渴，胃痛病。

关于发病的名言名句：

①正气存内，邪不可干。

②邪之所凑，其气必虚。

③风雨寒热，不得虚，邪不能独伤人。卒然逢疾风暴雨而不病者，盖无虚，故邪不能独伤人。此必因虚邪之风，与其身形，两虚相得，乃客其形。

④夫百病之所生者，必起于燥湿、寒暑、风雨、阴阳、喜怒、饮食、居处，气合而有形，得藏而有名。

三、发病类型

> 发病类型有6种，即发徐发伏病发，
> 继发合病和复发，感邪较盛立即发，
> 徐发感邪缓慢发。情志遽变疫疠发。
> 急性外伤毒物伤，伏寒毒热火伏发。
> 复发疾病重新发，一病新瘥染他病，
> 染病引起原病发。疾病少愈又复发，
> 继发先有原发病，原病之上新病发。
> 合病两经三经病。发作缓解交替发，
> 发作体止相兼杂，急发缓解重复怕。

注

如此多的"发"字，只要顺诀释义，很好理解。发病类型大致有6种：感邪即发，徐发，伏而后发，继发，合病和复发。

感邪较甚立即发病，又叫卒发、顿发。有5种情况：

①感邪较盛立即发病，如外感风寒、风热、燥热、暑热、温热、温毒等邪可立即发病。

②强烈情志遽变可立即发病，如暴怒、深度悲伤等使气机逆乱薄厥。

③感受疫疠之气而即发"染易"流行。

④毒食、药毒、接触毒物、秽浊之气即发。

⑤急性外伤即发病。

徐发是感邪后缓慢发病，又叫缓发。多见于内伤发病，如湿邪为病，房劳所伤等大都缓发生病。

伏而后发：感邪之后不立即发病，而在体内潜伏一段时间才发病即伏邪致病，因正邪难以交争，邪气得以伏藏。如伏气温病、伏寒、伏毒、伏热、伏火等。伏邪致病多较重且多变。

继发是先有原发病，在原发病基础之上发新病。

合病是两经或三经以上多个部位发病。（并病是一证没愈又见另外的证，体现于病位间的传变，不属发病类型范畴）。

复发是指重新发病，一病新瘥又新染他病，新染之病引发原病再发，又叫复病，常见"疾病少愈即复发，或发作与缓解交替发病，或发作与休止相兼杂至为病，急性发作与慢性缓解交替发病，每发一次就会再伤害机体。

关于病机的名言名句：

①邪气盛则实，精气夺则虚。

②至虚之病，反见盛候，大虚之病，反见赢状。

③阳受气于上焦，以温皮肤分肉之间。今寒气在外，则上焦不通；上焦不通则寒气独留于外，故寒栗。

④阴虚之久者，阳亦虚，终是阴虚为本。

四、疾病复发的诱因

疾病复发源宿根，重浊胶黏难除清。
重感致复饮食复，劳复药复情志引，
缓解变化致复发，复发多呈疑难病。

注

疾病复发多源于"宿根"，往往宿病重浊胶黏难以清除。重感致复是邪未愈尽，病理过程没有完全结束，复感新邪而引发旧病。

饮食失宜而复发，如过敏性疾病、哮喘等。劳复因过劳致复发。药复是因用药不当引起旧病复发。因情志刺激引起致复，如失眠、癔症等。环境变化致复发，如肺胀、哮喘等。

第八章 病　机

一、邪正盛衰

病机生发变机理，病理反应病侵袭，
邪正盛衰虚实变，精气夺虚邪盛实。
实证邪盛正不虚，外感实证脉有力，
壮热狂躁神昏谵，声高气粗苔厚腻，
二便不通痛拒按。内伤实证饮食积，
痰涎壅盛水湿泛，气滞血瘀脉有力。

注

病机就是疾病发生、发展、变化的规律和机理，是致病因素侵袭所产生的最基本的病理反应。疾病的过程就是邪正斗争及盛衰虚实变化的过程，阴阳失调和精气血津液失常直接影响着疾病的发展和转归。"邪气盛则实，精气夺则虚。"虚和实是互相比较而言的。

实证因邪盛而正不虚，如外感实证，脉有力，壮热，狂躁，神昏谵语，声高气粗，苔厚腻，二便不通，疼痛拒按。内伤实证因饮食积滞，痰涎壅盛，水湿泛滥，气滞血瘀，脉有力。

二、虚证和实证

1. 虚实辨证

实热证发热神昏谵，痰涎壅盛又多言，
尿淋涩痛苔厚腻，呼吸气粗烦渴汗，
便秘舌红脉洪数，胸脘腹痛痛拒按，
呃逆有力声高亢，排泄物臭黄稠黏。
虚热消瘦潮热汗，疲乏咽干五心烦，
舌红少苔脉细数，烦热消瘦口燥干。

实寒证恶寒苔白腻，逆冷腹痛又拒按，
痰多喘促大便结，脉沉有力伏紧弦。
里虚寒者尿清长，畏寒肢冷喜温按，
脉搏无力脉迟沉，神疲乏力舌胖淡。

注

实热证则见发高热，神昏谵语，痰涎壅盛，多言烦躁，尿淋涩痛，苔厚腻，呼吸气粗，心烦口渴，大汗，便秘，舌红，脉洪数，胸脘腹痛、痛而拒按，呃逆有力，声音高亢，排泄物臭黄稠黏。

虚热证则见消瘦，潮热盗汗，五心烦热，形体消瘦，手足心热，疲乏无力，口燥咽干，舌红少苔，脉细数。

实寒证则见恶寒重，苔白腻，四肢逆冷，腹痛拒按，痰多喘促，大便结，脉沉有力伏紧弦。

2. 虚证和实证的鉴别要点

虚证久病神不振，不足松弛衰退症，
阳虚口渴喜冷饮，苍白萎黄形寒冷，
疲懒气怯尿清泄，声低息微舌胖嫩，
食少体弱脉无力，痛处喜按隐隐疼，
舌瘦生苔或无苔，胀满时减按不疼，
五心烦热自盗汗。畏寒添衣近火温，
注意至虚有盛候，真虚假实虚极人。
实证新病精神好，停聚有余亢盛兆，
痛处拒按心烦躁，壮热潮热为实热高，
面色深红或暗滞，谵狂腹胀便秘尿，
壮实亢奋苔厚腻，脉实有力舌苍老，
声高气壮气息粗，恶寒添衣假热晓

注

虚证为久病，精神不振，以"不足、松弛、衰退"为主症。阳虚者之虚寒证则见口渴喜冷饮，面色苍白，萎黄，形寒肢冷，疲乏懒言，气怯，尿清长，大便溏泄，声低息微，舌体胖嫩，食少体弱，脉无力，痛处喜按，隐隐作疼，舌体瘦小，生苔或无苔，胀满时减而按不疼，畏寒添衣近火温；或虚热者五心烦热，自汗盗汗。

注意至虚有盛候，真虚假实是虚极之人。

实证为新病，精神好，以"停聚、有余、亢盛"为主症。实热证则见痛处拒按，烦躁，壮热，为实热高热，面色深红或暗滞，谵狂，腹胀便秘，尿短赤而黄，壮实亢奋，苔厚腻，声高气壮，气息粗，脉实有力，舌苍老；如见恶寒反而添衣，热仍高，为假寒。应知晓。

实寒者则恶寒重。

虚证痛者多为隐痛，痛处喜按。实证痛者多为剧痛，痛处拒按。牢记熟记有关虚证和实证的临床表现的口诀，结合疾病所在部位，可辨别上虚下实、上实下虚、表虚里实、表实里虚等；结合虚实轻重缓急，可正确处理虚证挟实、实证挟虚、虚实相当、实证转虚、虚证转实等；抓住疾病的本质，不被假象所迷惑，可恰当辨清真实假虚、真虚假实等。

提示：中医临床病证的虚实变化，主要取决于邪正盛衰。邪盛正衰可使病情迅速恶化。邪正相持使病情处于迁延状态。

邪气亢盛而正气相对不衰，可形成实证。邪气亢盛而正气不足，可形成虚实夹杂证。

"大实有羸状"就是真实假虚；真实假虚的病机为实邪结聚于里，气血不能畅达于外所表现的虚象。

"至虚有盛候"即真虚假实，其病机为脏腑气血虚极，运化无力而却在外面表现为实象。

3. 虚寒证

虚寒阳虚㿠白冷，懒言苔白舌胖嫩，

呕吐泄痢五更泄，神疲阳痿子宫冷，

倦怠尿多尿清长，心悸怔忡脘腹冷，

脾肾阳虚身浮肿，脉迟细微肢厥冷。

注

"阳虚则寒"为虚寒、畏寒，可见：①尿清即尿清长。②舌胖淡即舌体胖大、舌质淡嫩。③中寒此处即中土虚寒，因脾阳虚所致。④面色㿠白或苍白。

4. 证的错杂

表里俱寒感外寒，寒重热轻头身疼，

脘腹冷痛鼻流涕，便溏脉迟或浮紧。

表里俱热热邪犯，热重寒轻咳嗽喘，

便秘尿黄咽喉痛，舌红苔黄脉数按。

表寒里热感外寒，恶寒发热身无汗，

便秘尿黄头身痛，舌红苔黄渴饮烦。

表热里寒感热邪，发热恶寒身有汗，

头痛咽痛尿清长，大便溏泻厌食减。

表实里虚感风寒，恶寒发热身无汗，

心悸失眠头身痛，舌淡脉弱乏力懒。

注

以上 6 种情况为表里同病。

表里俱寒为感受了外寒，寒重热轻，头身疼痛，脘腹冷痛，鼻流涕，便溏，脉迟或浮紧。

表里俱热为感受热邪，热重寒轻，咳嗽咳喘，便秘，尿黄，咽喉痛，舌红苔黄，脉数。

表寒里热为素体原有里热而又感受了外寒，恶寒发热，身无汗，便秘尿黄，头身痛，舌红苔黄，口渴引饮，烦躁。

表热里寒为素体有里寒而又感受了热邪，发热恶寒，身有汗，头痛咽痛，尿清长，大便稀溏或泄泻，厌食，饮食减少。

表实里虚为素体患有里虚而又感受了风寒，恶寒发热，身无汗，心悸失眠，头身痛，舌淡脉弱，乏力懒言（表实里虚指风寒在表为表实）。

5. 寒热错杂

身先有寒后感热，原身有热后感寒，

感寒未解入里热，阴阳失调寒热兼。

上热下寒寒热杂，胸中烦热口咽干，

腹痛喜暖大便溏，中焦脾胃病虚寒。

上寒下热寒热兼，胃脘冷痛吐清涎，

尿频尿痛尿短黄，下焦膀胱湿热患。

注

寒热错杂是：①身先有寒而后感热，或原身有热而后感寒。②感寒表证未解入里化热。③阴阳失调出现寒热相兼。

上热下寒之寒热错杂则见胸中烦热，口咽干燥的上焦热证，兼见腹痛喜暖，大便稀溏的中焦脾胃病虚寒证。

上寒下热之寒热相兼错杂则见胃脘冷痛，吐清涎的脾胃虚寒证，兼见尿频尿痛尿短黄，下焦为膀胱湿热证。

6. 虚实夹杂

> 先实邪盛伤正气，正虚无力祛病积，
> 体虚感邪变实证，分清病势孰缓急，
> 虚实孰多与孰少，确立攻补攻补施。
> 虚中夹实温病后，肝肾阴伤发热低，
> 舌红绛干口干渴，少苔无苔脉数细。
> 实中夹虚热伤津，舌红脉数大便秘，
> 口渴尿黄苔干裂，这是津液损伤起。
> 虚实并重儿疳积，化差泄泻瘦骨立，
> 腹部膨大躁不安，苔厚食旺热积滞。

注

身先患有实证，因邪气太盛损伤正气而正气虚。或身先有正气虚弱无力祛病邪使病邪积聚，或身体正气虚弱又感外邪而变实证，医生要着重分清虚实夹杂时的病势缓急，虚实孰多与孰少，确立以攻为主、以补为主还是攻补兼施的治则。

虚中夹实见于温病后，肝肾阴伤发热而低热不退，舌红绛而干，口干口渴，少苔无苔，脉数细等虚证表现为主。

实中夹虚因邪热伤津而发热，舌红脉数，大便秘等里实热证，口渴尿黄，舌苔干裂，这是津液损伤的虚象所起。

虚实并重见于小儿疳积，既见消化力差、完谷不化，泄泻，体瘦骨立等脾胃虚弱的表现，又见腹部膨大、烦躁不安，舌苔厚浊、食欲过旺、食热积滞。"热积滞"此意为积滞化热的表现。

7. 虚实转化

（1）实证转虚

> 实证转虚补为主，高热脉大渴汗出，
> 津气耗损脉无力，消瘦食减虚弱著。

注

实证转虚是指原初为实证，见高热、脉大、口渴、汗出等，因治疗不当、日久不愈导致津气耗损，而见脉细无力、形体消瘦、食欲减少、虚弱少气、苔少或无苔的虚证，治当以补虚为主。

（2）因虚致实

> 虚证致实虚夹实，脾肺气虚痰饮湿。
> 气虚血亏传导阻，津枯肠燥大便秘。

注

虚证致实又叫虚中夹实，是指原初为虚证，因正气不足不能布化而致实证。如脾肺气虚，运化失职，宣降失常，出现痰饮或水湿等实邪，治当补脾肺之气为主，使肺能宣降，脾能运化则水湿、痰饮自消。

再如气虚肠胃传导无力，血虚则津枯肠燥而大便秘结，治以补虚为主，使津气恢复则大便通。

8. 虚实真假

（1）真实假虚

真实假虚本实证，热结肠胃痰食证，
大积大聚经络阻，形寒肢冷脉迟沉。
患者声音气息粗，沉迟之脉有力行，
气血不畅虚是假，痰食热结是病本。

注

真实假虚原本为实证。如热结肠胃、痰食壅滞，大积大聚等致使经络阻滞，出现精神低靡，形寒肢冷，脉象沉迟或伏等虚象，但细察患者声高气粗，脉虽沉迟但按之有力，说明其是气血运行不畅而出现虚证是假，痰食热结才是病变的真正本质。此为真实假虚证。此虚为"大实有羸状"，透过现象去找病本。

（2）真虚假实

病本虚证气血虚，运化无力腹胀满，
腹痛脉弦如实证，腹虽胀满自缓解，
腹虽疼痛不拒按，脉弦重按无力见。
叫做至虚有盛候，脉舌症状仔细辨。
脉之有力与无力，有神无神舌质辨，
呼吸高粗与低弱，体质治疗病久暂。

注

真虚假实是指病本虚证，气血虚弱，运化无力而出现腹胀、腹满、腹痛、脉弦等有如实证的现象，而仔诊看发现：腹虽胀满但可自行缓解而不是持续不减轻的久痛：腹虽痛但不拒按、而且按后痛减，脉虽弦而重按脉搏无力，这叫做"至虚有盛候"。

辨证虚实真假的要点是：脉、舌、症的表现：人之有神与无神，脉之有力与无力，尤其以沉取之脉象为要点，舌质的胖嫩与苍老，呼吸言语之高亢粗壮与低怯微弱，病人的体质情况、疾病的久暂及治疗经过等都可作为诊断的依据。

9. 虚实变化与转归

邪盛正虚同存杂，正虚水湿痰饮瘀。
正虚为主虚夹湿，邪实为主实夹虚，
由实转虚正气损，因虚致实气痰瘀，
本质为虚表现实，病本为实表现虚，
邪胜正衰恶化死，还胜邪退好转愈，
邪正相持转慢性，留后遗症久难愈。

注

邪盛与正虚同时存在叫虚实错杂，如正气虚又兼内生水湿、痰饮，瘀血等。以正虚为主又兼有实邪叫虚中挟实，如脾虚失健运又湿滞于内而见脘痞、气短心悸、实中夹虚的病理变化是以邪实为主又兼正气虚损，如高热伤津液、伤阴气的"阳盛则阴病"等。

由实转虚是正气和脏腑机能受损所致。因虚致实是因为正虚所致实邪停留，如正虚致气滞、痰饮、血瘀等实邪留滞体内。

本质为虚而表现为实叫真虚假实，至虚有盛候。本质为实表现为虚叫真实假虚（大实有羸状）。邪胜正衰则病情恶化、死亡。正胜邪退则好转痊愈。邪正相持则转为慢性病或留后遗症经久难愈。

三、阴阳辨证

1. 阴证

阴里虚寒萎微寒，无神神萎又畏寒，

舌淡胖嫩齿甲印，苔白青紫滑润软（乏），

脉沉迟细无力微，小便清长气息短。

满口津液出气冷，苍白晦黯静少言，

口吐清水痰清稀，口淡不渴喜热按，

带下涕唾清稀腥，冷痛按无灼热感，

蜷卧厥逆声低微，肢冷便溏大冷汗，

厚衣悸忡胖肿静，胸腹闷痛囊缩见。

大热加衣是假热，大寒减衣是假寒。

阴盛格阳寒内盛，脉大面红渴热烦。

四诊准确见阴证，纵有高热阳虚辨。

阴证疮毒不红肿，疙瘩僵硬不太痛，

疮根平大黯无光，难溃紫黑臭稀脓。

阴证宜用四逆类，一切寒凉药禁用。

注

凡符合"阴"的一般属性的证候为阴证。阴证的一般属性为：抑制、宁静、衰退、晦暗。

里证、虚证、寒证均属阴证，但这三证各有其侧重面（根据其侧重面选方用药治之）。素体阳虚，元阳不足，劳欲伤阳，寒凉伤阳，喜吃生冷或吹空调皆伤脏腑阳气等等，都可导致阴证。

阴证的临床表现为：阴证为里证、虚证、寒证：精神疲惫或萎靡不振，气息短促，语声低微，脉搏沉细或沉迟无力，脉微弱、细弱、或脉微欲绝。

肢冷畏寒或四肢逆冷，出气时气息冷，面色苍白或晦暗，静而少言，爪甲青黑，舌质青紫（寒瘀），舌质淡，舌前部颗粒细嫩，舌体胖嫩而舌边有齿印，舌苔白且滑润，全身酸软乏力，腹冷痛而胀（寒痞），肢冷便溏、甚或下利，小便清长，满口津液，口吐清水，口淡无味，不渴，喜热饮、喜热喜按，咯痰清稀（寒痰、寒饮），带下、涕、唾等排出物量多而清稀有腥味，（寒痹）身冷肢痛但按之无灼热感，甚或厥逆，喜厚衣厚被，大汗淋漓或出冷汗，畏寒踡卧。

心悸怔忡，肥胖，身肿，喜安静，胸腹闷痛，阴囊冷缩。

本诀至此已反映了五脏之寒：心寒，肾寒，肺寒，脾寒，肝寒。

阴盛格阳的本质是阴寒内盛，格阳于外，可见高热、超高热、面红，脉大，口渴，烦热等假热表象（为阴寒内盛之热象、戴阳证），这时要避其高热假象，用四逆汤辈类救阳（反治法）。此即四诊准确见阴证，纵有高热也辨证为阳虚。阴证应该用四逆类，禁用一切寒凉药。

2. 阳证

> 阳证表热实证议，神旺亢奋面红赤，
> 舌红燥裂苔黄干，脉浮洪大数有力。
> 声壮有力出气热，呼吸急促发高热，
> 唇燥口渴喜冷饮，芒刺满口舌甲热，
> 腹痛拒按便秘臭，口臭躁狂尿黄赤，
> 喘促痰鸣昏谵语，胸腹痞满便吐血，
> 张目不眠二便难，身轻恶热少无痰，
> 目红羞明雾翳障，赤脉贯睛热泪黏，
> 带下涕痰黄浓稠，喜冷薄衣薄被棉。
> 阳盛格阴热内盛，脉搏沉伏厥冷急。
>
> 阳疮热毒红肿痛，软硬适度疼痛凶，
> 便秘尿赤病程短，皮血溃流稠厚脓。
>
> 阳证白虎承气类，禁用辛温燥热配。

注

凡符合"阳"的一般属性的证候为阳证。

阳证的一般属性为：兴奋、躁动、亢进、明亮。表证、热证、实证均属阳证，但这三证各有其侧重面（根据其侧重面选方用药治之）。

阳胜则热为实热。阳偏盛的病机就是阳气偏盛，机能亢奋，热量过剩。

阳证的临床表现为：面色红赤，精神旺盛，呼吸急促，身发高热，语言粗壮有力，小便黄赤而短少，烦躁发热多言，口唇舌焦燥干裂，舌红绛，苔黄而干，喘促痰鸣，神昏谵语，甚侧发狂，腹痛拒按，大便秘结，便出奇臭，口渴喜冷饮，脉搏浮洪大数有力。

阳盛格阴的本质是邪热内盛，格阴于外，外表可见四肢厥冷，脉搏沉伏等假寒的表象（为邪热内盛之寒象），用攻下法泄其真热（反治法）。

阳证不能用辛热燥烈药，要用白虎汤、承气汤类急下存阴。温则升阳，动则升阳，喜则升阳，气血和畅则升阳，双手握拳贴肾区，搓热揉抖助肾热可升阳，搓热后脑勺、按头顶百会及四神聪可升阳。

四、阴阳失调

1. 阴阳偏盛

> 阴阳失调定寒热，一方不虚一方盛。
> 阳偏盛热功能亢，气滞血瘀食积情，
> 阴邪化热感温热，阳胜则热阴未损，
> 壮热脉弦数洪力，面红耳赤舌红症。
> 阳盛阴病阴液损，津亏渴热动燥证。
> 阳盛阴气大伤后，发展成为虚热证。
> 阴偏盛寒阳未损，实寒受寒食生冷，
> 功能障碍或减退，病理产物积聚呈，
> 阴寒阳盛则阳病，舌淡沉迟形寒冷。

注

阴阳失调主要说明病证的寒热变化，即阴阳失调定寒热。阴阳偏盛是指人体阴阳双方中的某一方的病理性亢盛状态，属于"邪气盛则实"的实证病机。

因此，阴阳偏盛的病机特点为：阴阳中的一方偏盛，而另一方不虚，不虚的一方可以制约抗争偏盛的一方。

阳偏盛：阳胜则热，则热量过剩，阳气偏盛，功能亢奋。阳偏盛的病因有：气滞、血瘀、食积化热，情志内伤、五志过极化热，感受阴邪从阳化热，感受温热之邪入里化热。

阳盛则热而阴液未受损时为实热，症见壮热，脉弦数洪有力，面红目赤，舌红。阳胜则阴病，阳盛发展到阴液亏损阶段时，则见口干、口渴（燥），发热，躁动（热、动）。阳盛发展到阴气大伤则为虚热证。

阴偏盛：阴盛则寒，多表现为阳气未损的实寒证，病因为：感受寒湿阴邪，或过食生冷而寒湿中阻。由于阴气偏盛，生理功能障碍或减退、产热不足以及病理性代谢产物积聚的病理状态。"阴盛则寒"，"阴胜则阳病"，症见舌淡、脉沉迟、形寒肢冷（寒、静、湿）。

2. 阴阳偏衰

> 阴阳偏衰一方虚，精气夺则虚虚证。
> 阳偏衰时功能减，热量不足阳虚损。
> 劳倦内伤先后天，久病造成阳气损，
> 阳不制阴阴气亢。阳虚则寒虚寒证，
> 尿清便溏喜静暖，舌淡脉迟畏寒冷。
> 阴偏衰阳相对亢，精血津液亏耗成，
> 热病久病伤阴液，五志过极火伤阴。
> 阴虚则热咽干燥，烦热潮热汗骨蒸，
> 面红升火脉细数，舌红少苔虚火旺，
> 阴虚阳亢虚内热，功能活动虚性亢。

注

阴阳偏衰是指人体阴阳双方中的一方虚衰不足的病理状态，属"精气夺则虚"的虚证。

阳偏衰则功能减退，热量不足，处于阳气虚损的病理状态。阳偏衰的病因有：劳倦内伤，先天不足，后天失养，久病损伤阳气等，表现为机体阳不制阴而阴气相对偏亢的虚寒证，即"阳虚则寒"，症见尿清长，大便稀溏，喜静喜暖喜热饮喜按，舌淡，脉迟，形寒肢冷。

阴偏衰是阴不制阳，阳气相对偏盛的虚热证，即"阴虚则热"。阴偏衰是机体的精、血、津液等亏损而阴不制阳，使阳气相对亢盛。阴偏衰的病因为：热病火热伤阴、久病耗损伤阴、五志过极化火伤阴等。阴虚则热可见咽干舌燥，五心烦热，潮热，盗汗骨蒸，面红升火，脉细数，舌红少苔等阴虚火旺、阴虚阳亢、阴虚内热等证候，都反映的是机体功能活动的虚性亢奋的病理状态。

3. 阴阳互损

> 阴阳互相造成损，阴损及阳主阴损，
> 阳损及阴主阳损，都是阴阳两虚证。

注

阴阳互损是指在阴或阳任何一方虚损的前提下，病变发展影响相对的一方，形成阴阳两虚的病理变化，是阴阳的互根互用关系失调而出现的病理变化，有阴损及阳和阳损及阴两种情况。

阴损及阳是阴气亏损，累及阳气生化不足或无所依附而耗散，从而在阴虚的基础上又导致了阳虚，形成了以阴虚为主的阴阳两虚病理状态。

4. 阴阳格拒

> 阴盛格阳寒内盛，逼阳于外假热证，
> 面红热渴脉大温，大热加衣寒骨髓。
> 阳盛格阴热内盛，格阴于外假寒证，
> 四肢厥冷脉沉伏，大寒减衣热骨髓。

注

阴盛格阳又叫格阳。因阴寒壅盛于内，逼迫阳气浮越于外的假热证，症见面红、发热、口渴、脉大等假热之象，外表大热还要加衣被，喜热等，是寒在骨髓叫真寒假热。

阳盛格阴又叫格阴。因邪热内盛，深伏于里，阳气被遏而郁闭于内、不能外达于肢体而格阴于外的假寒证，症见四肢厥冷、脉沉伏，外表大寒而反不加衣被，是热在骨髓，叫真热假寒。

5. 亡阴证和亡阳证

> 亡阴热渴喜冷饮，呼吸短促手足温，
> 口干舌燥面潮红，油汗而咸烦不宁，
> 舌质红干畏寒热，脉细数疾按无力。
> 亡阳大汗冷汗淋，汗味稀淡肢厥冷，
> 呼吸微弱面唇白，脉浮数空肌肤冷，
> 精神淡漠口不渴，脉微欲绝苔白润。

注

顺诀释义即知亡阴证和亡阳证的临床表现。

亡阴证的临床表现常与心肝肾有关，症状表现为：口渴喜冷饮，呼吸短促，气息粗，身热肢温、手足温，口干舌燥，面色潮红，汗出且热味咸而黏、如珠如油，虚烦躁扰不宁，唇焦面赤，舌质红干，畏热（恶热），脉细数疾而按之无力。

亡阳证的临床表现常见心肾阳脱证，症状表现为：大汗出，冷汗淋漓，汗出清稀味淡微黏，手足冷，面色苍白，唇色淡白，呼吸微弱，口不渴，舌淡苔白而润，脉微欲绝，或浮数而空（治用独参汤、参附汤、回阳救逆汤类）。

临床须知亡阳征兆：

①手冷凉→手腕冷凉→手背手臂及背部冷凉→为亡阳征兆，用四逆汤；

②全身凉，在亡阳了，用大剂四逆汤加肉桂（回阳饮）。

③四肢逆冷，冷过肘膝，亡阳证候已到。用大剂四逆汤已经十难救二。

④体温外散，全身肌肤冷，又出冷汗或冷汗淋漓，亡阳了！难救了！

亡阳与气脱的异同：

气不内守，大量亡失。气脱与亡阳都是疾病的危险症候，属于厥脱证范畴。气脱为气虚的病机变化之一，但它是气虚至极，出现了亡气，失气，人体之气濒临竭绝的病理变化，是元气脱散的危重证候。

气脱与亡阳只是程度不同。气脱与亡阳都是阳气散失。人体的气与阳，分之为二，合之为一。从气血言，气属阳，血属阴。从阴阳而言，功能为阳，物质为阴。从其能卫外，固摄，温煦，蒸腾，推动的功能而言，气与阳是相同的。

因此，人体脏腑功能不足，表现为虚弱，低下而无寒象时为气虚，气虚同时兼有寒象时为阳虚。气虚至极为气脱。

气脱之时有冷凉之象，如大汗淋漓，手足不温，或四肢厥冷，呼吸微弱，神识不清，甚则目合口开，手撒遗尿，脉微欲绝叫亡阳。这时有气虚有阳虚。阳虚者气必虚，因此有卫外不固，推动无力之征。亡阳者气必大伤，这就叫真元亏极，气随阳脱。因此亡阳与气脱有相同之处，以阴寒内生为亡阳的要点。故：气脱与亡阳只有程度不同，无本质区别。

治气脱和亡阳，都要益气固脱回阳，参附汤是基本方。气脱重在固脱。亡阳重在破阴回阳，以破散阴寒的生附子，干姜为必用之品。

五、精气血的失常

1. 精的失常

精虚先后天不足，发育不良不孕育，
滑精健忘精神萎，耳鸣健忘衰弱虚。
水谷之精不足瘦，面黄无华软眩昏。
失精精液排泄甚，大失先天后天精，
早泄遗精滑精多，精力不足思维钝，
失眠健忘头晕眩，少气乏力耳聋鸣。
精泄不止成精脱，精脱失精之重症。
精瘀精道精滞瘀，排精不畅或不能，
睾丸小腹精道痛，腰痛头晕精索硬。

注

精虚是指先天之精和水谷之精及二者合化的生殖之精和分藏于脏腑的脏腑之精的亏损。精虚主要是指先天禀赋之肾精和水谷之精不足，及其功能低下所产生的病理变化。

肾精不足则生长发育不良，女子不孕，男子不育或滑精过多，健忘，精神萎顿，耳鸣，健忘，早衰，身体虚弱等。

水谷之精不足则消瘦，面黄无华，疲倦软乏，目眩头昏等虚弱状态。

失精指男子生殖之精排泄过甚，造成大量丢失先天之肾精和后天水谷之精。临床表现为早泄、遗精、滑精使精液丢失太多而精力不足，思维迟钝，失眠，健忘，头晕目眩，少气乏力，耳聋耳鸣。

精脱是精泄不止的失精重症。

精瘀是男子精滞于精道而排精障碍，症见排精不畅或排精不能，可兼有精道疼痛，睾丸小腹重坠，腰痛头晕，精索小核硬结如串珠。

2. 气的失常

气虚眩晕乏力倦，脉虚少气懒言自汗，
舌淡苔白舌胖嫩，崩漏先多血色淡。
气虚阳虚多相似，阳虚生寒肢冷寒。
气虚不固遗精尿，自汗舌淡气短软。
心肺脾肾胃气虚，脾胃气肺肺肾见，
脾肺气虚气血虚，气阴阳气津气患。
气陷晕眩少气倦，脉弱脏垂坠胀感，
昏花心累久泻痢，舌淡苔白疲乏软。
气陷是由气虚来，气虚已重脏垂见。
气虚气坠脏器垂，气陷中气脾虚陷。

气逆升降失常犯，肺气逆则咳嗽喘。
脾胃气逆饮食停，痰饮呕呃恶心感。
胃寒胃火肝火逆，总属肺脾胃逆犯。
肝气上逆头痛晕，昏厥呕血胀怒烦。
气闭气脱出入异，气逆脾胃肺和肝。
气闭突发绞痛昏，脉弦气粗闭二便。
气脱口开目合朦，汗出不止全身瘫，
呼吸微弱不规则，汗出不止闭二便，
口唇青紫脉微弱，舌苔白润舌质淡。

气滞胀痛攻走窜，轻重随着情志变，
脉弦苔白痞胀痛，嗳气矢气症状减。
肝郁胃肠肝胃滞，湿阻水停气结痰。

注

气虚则眩晕，乏力疲倦，脉虚，少气懒言，自汗，舌淡苔白，舌胖嫩，妇女则病崩漏、月经先期。月经过多，月经血淡。

元气耗损，脏腑功能低下或衰退，可形成气虚，此时抗病力下降。气为阳，气虚与阳虚有许多相似处，但阳虚则生寒，有畏寒肢冷等寒象，再加气虚象。故阳虚和气虚的区别是看寒象是否明显，寒象明显为阳虚。气虚不固则遗精遗尿，自汗，舌淡，气息短，软乏疲倦。

元气亏虚具体说有：心气虚证，肺气虚证，脾气虚证，肾气虚证，胃气虚证等，也可各脏气虚证相兼出现，如脾胃气虚证，肺胃气虚证，肺肾气虚证，脾肺气虚证，气血两虚证，气阴两虚证，阳气亏虚证，津气亏虚证。

气陷：气机下陷则头晕目眩，少气倦乏，脉弱，内脏下垂，坠胀感，头昏眼花，心累，久泻久痢，舌淡苔白，疲乏酸软。

气陷多由气虚发展而得，是气虚的已较严重阶段。气陷见于中气下陷，脾虚气陷，以内脏下垂，症见腹部坠胀、胃下垂、肾下垂、子宫脱垂、脱肛，久泻久痢等（但二便失禁不是气陷的临床表现）表现为主要特征。气逆则见面红目赤易怒。气逆为气机升降失常。肺气上逆则咳嗽气喘。脾胃气逆则饮食停滞，痰饮，呕吮恶心。肝气上逆则头痛头晕，昏厥，呕血，胁胀易怒，烦躁。

有胃寒气逆证，胃火气逆证，肝火气逆证。气逆总属肺肝脾胃的病变。

气滞即气结：气机郁则见胀痛，攻走窜痛，轻重随着情志变化，脉弦苔白，痞满胀痛，嗳气矢气后症状减轻。

气滞因气机郁滞，痰饮、食积、虫积、砂石等阻塞气机运行等。

气滞证有：肝郁气滞证，胃肠气滞证，肝胃气滞证，气滞湿阻证，气滞水停证，痰瘀互结证，痰气互结证。

以胀和痛等气机阻滞的表现为辨证依据，注意随情志变化而变化，且嗳气矢气可减轻症状。

气闭、气脱和气不固证，均属气的出入异常，或闭阻，或外散。闭是闭塞清窍。

气闭可突发内脏绞痛，昏迷，气粗，二便闭塞。气脱则见口开目合，神志朦胧，汗出不止，全身瘫痪，呼吸微弱或不规则，汗出不止，二便闭，口唇青紫，脉微弱，舌苔白润，舌质淡。

3. 血、阴的失常

（1）血虚证、阴虚证

> 心血肝血都虚证，心肝血虚生风证，
> 血虚肠燥肤燥证，气血两虚血脱证，
> 血虚夹瘀阴血亏，脏经组失濡养病。
> 血虚先后天不壮，情志劳累肾虚伤，
> 失血过多寄生虫，瘀血不祛新血障。
> 晕花麻木肤燥痒，唇面苍白淡萎黄，
> 脉弱少苔舌甲淡，心悸失眠梦健忘，
> 经迟量少闭经痛，缺乳胎动胎不长。
> 阴虚包括血虚证，面红潮热夜盗汗，
> 舌质红绛或无苔，遗精多梦口唇干。

注

血虚证有心血虚证和肝血虚证，或心肝血虚证。并可有血虚生风证，血虚肠燥证，血虚肤燥证。血虚可以和气虚、阴虚、血瘀等相兼，形成气血两虚证、阴血亏虚证、血虚夹瘀证。血虚进一步发展成血脱症。总之，血液亏虚使脏腑经络组织失去濡养而表现出各种疾病。

血虚的病因为：①先天禀赋不足。②后天脾胃虚弱致生血之源不足。③情志过激或劳累过度耗阴血。④久病致肾虚损伤，肾精亏损致化血之源不足。⑤失血过多。⑥肠寄生虫。⑦瘀血不祛，新血不生。

血虚证表现为：头晕眼花，麻木，皮肤干燥瘙痒，口唇面色苍白，或萎黄，舌质淡、爪甲色淡，少苔，脉弱，心悸，失眠，多梦健忘，月经延迟，量少，闭经，痛经，缺乳，胎动、胎不长。

阴虚证包括血虚证，还见面红、潮热、盗汗、舌质红绛或无苔，遗精、多梦、口唇干。

再简述血虚证、阴虚证的鉴别：

血虚消瘦面不华，乏力眩晕眼睛花，麻木心悸皮肤燥，经少失眠脉虚大。

阴虚消瘦面不华，眩晕乏力梦失眠，眼花心悸脉细数，面红潮热盗汗烦，

舌质红绛或无苔，遗精多梦口燥干。

注：血虚则消瘦，面色不华，眩晕，乏力，眼睛花，麻木，心悸，皮肤干燥，月经量过少，乳汁少，失眠，脉细弱、或虚大。

阴虚则消瘦，面色不华，眩晕，乏力，眼睛花，多梦失眠，心悸，脉细数，面红潮热，盗汗，五心烦热，舌质红绛，或无苔，遗精，多梦，口燥咽干。

（2）血瘀证

> 血瘀气滞或血寒，出血外伤气虚患。
> 血瘀刺痛舌紫暗，经血有块瘀点斑，
> 恶露癥瘕肤甲错，痛处不移脉涩弦，
> 瘀血内停口干燥，只欲漱水不欲咽，
> 眼睑色黑唇色枯，自觉胀痛身热烦。
> 异位妊娠产后痛，痛经闭经崩漏见。
> 心脉痹阻瘀阻脑，胃肠血瘀肝瘀鉴，
> 瘀阻胞宫胸下焦。瘀滞肌肤脉络见，
> 瘀滞筋骨痰瘀结，瘀热互结水停患。

注

在历代医书中将瘀证称为瘀血，恶血，蓄血，积血，死血，衃血。血瘀的病因有气滞、血寒、内出血或外伤、气虚等所致者。

血瘀证的诊断要点为：疼痛如刺，痛处不移，痛处拒按，眼睑下发青发黯，面色黧黑或有成片瘀斑，皮肤紫斑或白斑，鱼际肌紫黯，月经血来有小血块或经来色黑，恶露不止，癥瘕，肌肤甲错，青筋暴露，红缕赤痕，毛发枯黄脱落，关节变形或肿痛，唇青紫，舌紫黯或舌有紫瘀斑，脉涩弦或沉涩。

瘀血内停则口干燥，只欲漱水不欲咽，眼睑色黑，唇色枯涩，自觉胀痛，身热烦躁脉涩，或结、代。

血瘀证在妇女可有：异位妊娠，产后腹痛，痛经，闭经，崩漏等。

血瘀证常见心脉痹阻证，瘀阻脑络证，胃肠血瘀证，肝经血瘀证，瘀阻胞宫（精室）

证，瘀滞胸膈证，下焦瘀血证，瘀滞肌肤证，瘀滞脉络证，瘀滞筋骨证，痰瘀互结证，瘀热互结证；瘀血内阻可致血虚、水停等病理改变。

(3) 血热实证

> 血热实证心热烦，出血热象是要点，
> 身热便秘口干渴，舌红唇赤苔黄干，
> 尿赤脉滑数洪大，崩漏经多月经先。
> 咳衄吐血二便血，感热内伤血热患。

注

血热证以出血和热象为辨证要点。血热实证则心热烦躁，身热便秘，口干渴，舌红唇赤，苔黄干，尿赤，脉滑数洪大，崩漏，月经过多，月经先期，出血：咳血、衄血、吐血、二便血即便血尿血。血热因感受邪热，内伤发热等所致。

(4) 血热虚证

> 血热虚证潮热烦，低热颧红出盗汗，
> 渴不多饮少无苔，胎动崩漏月经先。

注

血热虚证则见潮热，五心烦热，低热颧红，出汗盗汗，口渴不多饮，苔少或无苔，妇女则见胎动、崩漏、月经先期。

(5) 血寒实证

> 血寒实证唇甲暗，局部冷痛得温减，
> 面色青白脉沉紧，痛经后期血紫暗。

注

血寒证以局部冷痛和一系列寒象为辨证要点。

血寒实证则见唇甲色紫暗，局部冷痛，得温减轻，面色青白，脉沉紧，妇女则痛经，月经后期，月经血紫暗或挟小血块。

(6) 血寒虚证

> 血寒虚证尿清长，面色少华大便溏，
> 腹冷如扇腰酸痛，带下不孕经少量。

注

血寒虚证则见尿清长，面色少华，大便稀溏，腹冷如扇，腰冷酸痛，妇女则带下，宫寒不孕，月经量过少。此证之脉多见沉迟无力，舌质淡苔薄白。

(7) 血脱证

> 血脱反复大出血，苍白心悸脉微芤，
> 头晕眼花血脱证，伴随气脱亡阳愁。
> 气脱血脱亡阴阳，首辨何种脱先走，
> 气脱苍白脉微弱，气脱亡阴阳汗流。
> 亡阴口渴身热温，亡阳身凉肢厥忧，
> 气脱气息微弱甚，血脱大量血流走。

注

血脱因为反复出血或大量出血所致，症见面色苍白，心悸，脉微或芤，头晕眼花。血脱伴随气脱可致亡阴或亡阳。

首辨属何种脱证：气脱之亡阴亡阳都有出汗淋漓为特点。亡阴口渴身热温，亡阳身凉肢厥，气脱则气息微弱，面色苍白，脉微弱。血脱则有大量血液流失。

4. 气血关系失调

（1）气滞血瘀证

> 气滞血瘀胀闷满，刺痛拒按瘀点斑，
> 痛经闭经脉搏涩，性情急躁痛走窜。

注

气滞血瘀证则见胸腹胀痞满闷，刺痛拒按，瘀点瘀斑，妇女痛经，闭经，脉搏涩，性情急躁，痛处走窜。

（2）气虚血瘀证

> 气虚血瘀面晦滞，刺痛拒按精神疲，
> 舌质淡暗脉沉涩，懒言少气身乏力。

注

气虚血瘀证见面色晦滞，刺痛拒按，精神疲乏，舌质淡，舌紫暗，脉沉涩，懒言少气，身倦乏力。

（3）气血两亏证

> 气血两亏乏力汗，少气心悸又失眠，
> 面色苍白或萎黄，脉弱苔嫩舌质淡。

注

气血两亏证以气虚和血虚之证皆见为辨证要点。气血两亏则乏力多汗，少气，心悸，失眠，面色苍白或萎黄，脉弱，舌苔嫩，舌质淡。

（4）气不摄血证

> 气不摄血关脾肝，出血气虚舌质淡，
> 面色无华脉细弱，倦乏气短见瘀斑。

注

气不摄血证以气虚和出血两证皆见为辨证要点。气不摄血证与肝脾有关，出血因气虚则舌质淡，面色无华，脉细弱，倦乏气短，有瘀斑。

（5）气随血脱证

> 气随血脱大出血，厥冷大汗人昏厥，
> 脉浮大散面苍白，舌淡脉微细欲绝。

注

此证以大量出血的同时，出现气脱之症为诊断依据。气随血脱之大出血，则见四肢厥冷，大汗淋漓，昏厥，脉浮大而散，面色苍白，舌淡，脉微细欲绝。

5. 津液失调

（1）津液不足证

> 津亏尿少大便结，口唇舌咽干燥裂，
> 舌红少津脉细数，肌肤干枯无光泽。
> 津液失多生成少，润养之功减弱得。

肺胃肠燥津亏证，阴液津气津枯血。

注

津液不足证以前两句内容（尿少便干，口唇舌咽干燥）为审证依据。津液不足的病因是津液丧失太多和生成不足。这会使津液的滋润和濡养的功能减弱。津液不足属内燥证。内燥证指脏腑本身的功能失调或汗、吐、泻、失血等引起的津液不足而出现的证候。外燥证是六淫中的燥邪所致。此为内燥证与外燥证的区别。

津液不足证则见尿少，大便干结，口唇舌咽干燥甚或燥裂，舌红少津，脉细数，肌肤干枯而无光泽。

津液不足证因津液丢失过多或生成过少，而润养脏腑的功能减弱。临床常见：肺燥津伤证，胃燥津亏证，肠燥津亏证，津液亏虚证，阴液亏虚证，津气亏虚证，津枯血燥证。

六、寒从中生

内寒脾肾肾为主，收引冷白静稀润，
肢节痹痛筋脉挛，苍白形寒肢逆冷。
舌甲印寒子宫寒，涕唾痰涎稀清冷，
尿清泄泻五更泻，阳痿水肿血瘀证，
内寒阳虚虚为主，外寒伤阳寒为主。
两者伤阳致阳虚，抗邪力低阳虚著。

注

内寒形成主要是脾肾阳气虚衰，尤其以肾阳虚衰有关。

内寒临床特点是：收引，冷、白、清、稀、润。"诸寒收引，皆属于肾"：症见肢节痹痛，筋脉拘挛，面色苍白，形寒肢冷，齿印、甲印寒象，阳痿。

"诸病水液，澄澈清冷，皆属于寒"。症见涕唾痰涎稀薄清冷，尿清长，大便泄泻，五更泻，水肿。阳虚不能温煦血脉，内寒收引血脉而血行不畅致血瘀，症见痛处固定，遇寒加重。

内寒是虚而有寒，以虚为主。外寒是寒伤阳气使阳气受损而虚，以实为主。内寒与外寒都属寒损伤阳气。外寒病急以实证多见，虚寒是内寒病势缓，以虚证为主，是因素体阳虚显著，抗邪能力低所致。

七、湿浊内生

内湿脾运肾阳虚，重浊黏滞阻气机，
屈伸不利重如裹，诸痉项强属于湿。
湿犯上焦胸闷咳，中焦胀满少食腻，
下焦便溏尿不利，泛溢肌肤水肿起。
湿邪外侵易伤脾，脾失健运生内湿。
内湿脾虚湿困脾，互为因果病在脾。
湿从寒化伤脾阳，湿从热化伤胃阴。
脾虚为本湿盛标，治当化湿重健脾。

注

内湿的形成主要与脾的运化失职有关，与肾阳虚衰也有关。

临床主要表现为：湿性重浊黏滞，阻遏气机的症状：湿滞经脉则肢体，关节屈伸不利，头闷身重如衰。

"诸痉项强,皆属于湿。"湿犯上焦则胸闷咳嗽。湿阻中焦则脘腹胀满,饮食减少,口甜,口腻,苔厚腻。湿滞下焦则腹胀便溏,小便不利。水湿泛溢肌肤则水肿。

外湿侵袭易伤脾。

脾失健运会滋生内湿,这就是内湿与外湿的形成与区别。

内湿困脾致脾虚,脾虚失运致内湿,两者互因果,其病根在脾。

湿从寒化伤脾阳、湿从热化伤胃阴。总之,内湿以脾虚是本,湿盛是标,治当化湿,重在健脾。

八、津伤化燥

内燥久病热耗津,大汗吐下亡血精,
组织器官和孔窍,干燥枯涩失濡润。
肤燥脱屑或皲裂,口燥咽干舌无津,
唇焦鼻干眼干涩,小便短少便秘症。
肺燥干咳痰咯血,胃燥食少无苔呈。
外燥秋天易伤肺,内燥肺胃肠失润。

注

内燥因久病或热病耗伤津液,或大汗、大吐、大下、亡血、失精而造成津液亏少,不足以濡润脏腑腠理孔窍而表现出的干燥枯涩失润等病变,症见:皮肤干燥、脱屑、皲裂、口燥咽干、舌干无津、唇焦、鼻干、眼干涩、小便短少、肠燥便秘等。

燥胜则干,内燥主伤肺胃,肺燥则干咳少痰、甚或咯血。胃燥则食少,舌干无苔,舌上无津或龟裂。外燥伤人多在秋季,易伤肺。内燥多致肺、胃、大肠而失滋润。

九、火热内生

内火阳盛阴火旺,五志邪郁瘀滞酿。
阳气过盛为壮火,五志过极化火伤。
六淫化火病理物,阴火某一部位壮,
特点热赤动稠燥。实火壮热口舌疮,
尿短便秘渴喜饮,舌红目赤神昏狂,
舌苔黄燥脉洪数,吐血衄血疹斑状。

虚火骨蒸潮盗汗,五心烦热又失眠,
舌红少苔脉细数,眩晕耳鸣口咽干。
虚火上炎牙痛血,咽干颧红升火见。

注

内火是指阳气过盛化火、阴虚火旺、五志化火、邪郁化火和气滞血瘀而产生的火热内扰,功能亢奋的病理状态。

阳气过盛(阳气过亢)化火叫"状火",又叫"气有余便是火"。五志过极化火又叫"五志之火"。外感六淫化火叫邪郁化火,为病理产物化火。阴虚火旺多出现机体某一部位的火热较壮的征象,和全身性虚热征象。内火特点为:热、赤、动、稠、燥。

内火有虚、实之分。实火则壮热，舌糜烂生疮，小便短赤，便秘，口渴喜饮，舌红目赤，神昏狂躁，舌苔黄燥，脉洪数、吐血、衄血、发斑疹。

虚火则骨蒸潮热盗汗、五心烦热，失眠，舌红少苔，脉细数，眩晕耳鸣，口燥咽干。虚火上炎则牙痛、衄血、咽干、颧红升火等。

1. 火淫证候

火淫温热阳内盛，发热面红口渴甚，
便秘尿黄舌质红，苔黄脉数主要症。
风热犯表肺胃热，肝火上炎心火盛，
肠热腑实扰胸膈，肝火犯肺营血阴，
热闭心包病势剧，火淫先把热邪清。

注

火淫证候因温热之邪致阳内盛，症见发热面红，口渴甚，便秘尿黄短少，舌质红，苔黄脉数的主要症状。

火淫证候常见有：

风热犯表证，肺热炽盛证，胃热炽盛证，肝火上炎证，心火亢盛证，肠热腑实证，热扰胸膈证，肝火犯肺证，热入营血证，热闭心包证（病势重剧）。

火淫证候首先要清解热邪。

（1）火热

火热高热烦渴汗，面红目赤口舌烂，
舌红苔黄脉洪数，（或）夜热失眠尿赤短，
舌绛昏谵脉细数，（或）吐血衄血发疹斑。

注

顺诀拆义时当注意"或"字，即火热证的临床表现为：高热壮热，汗出，心烦，渴喜冷饮，面红目赤，口舌糜烂，小便短赤，舌红苔黄，脉洪数；或身热夜甚，心烦不眠，渴不多饮，甚则神昏谵语，舌红绛，脉细数；或吐血、衄血、发疹、发斑等。

治当清热泻火。

再注：温热之邪经肌表口鼻而入，则肌表营卫失调，阳气郁阻，不得泄越致机体阳气亢盛，功能亢奋，正邪剧烈搏斗则高热恶热喜冷、脉数等一系列火热征象。

大热、高热在皮肤腠理疏泄，玄府常难（阖）合故汗大泄；热伤津液故大渴大饮，热在营阴故脉洪大数。热壅血脉故血流加速，血液充盈隆盛，严重者血热逆乱妄行而见一系列动血出血的病证。

温、热、火：温为热之渐，火为热之极。火热常混称。但热属外淫，如风热、暑热、湿热。火与热的区分是：热在中医学中没有属于人体正气的说法。

火分壮火和少火。壮火食气又称火邪，是指火盛耗气，甚至伤阴。少火是指人体正气，此少火藏于人体脏腑内，有温煦升发的作用，就是阳气的作用，这叫少火，又叫少火生气。

温与热同属外感热病的一类致病因素，故在临床上常常把"温热"并称，叫做温热病邪。

"阴虚则内热，阳盛则外热"和"气有余便是火"，都是指火热。火热由脏腑经络阴阳气血失调所致。

外火即外感火热是直接受温热之邪（暑热天，高温作业等）致火热病证。外火可由风暑湿燥寒转化而来；邪侵阳明燥土易化火，但邪侵少阴湿土则很难化火。

风寒暑湿燥侵袭人体，多数要经过一段化热过程：寒邪从阳化热、湿郁化热、风与燥从阳化热化火，都生成火、火毒，都可患热证如口舌糜烂、舌生芒刺、肿毒疮疡，或高热、超高热而扰乱神明见狂躁、谵语、神昏，甚至高热生风而见四肢抽搐，目睛上视，颈项僵直，角弓反张等。

简言之：外火是外感风热、火热之邪而引发机体阳热过盛致机能亢奋，症见初起发热重、恶寒轻，头痛脉浮，继而壮热烦渴，脉洪数，常生风动血。

内火（即内热，多属虚火）是阳气过盛化火，邪郁日久从阳化热化火，五志过极化火（如气郁之肝火），症见面红目赤，心烦口渴，尿赤便结，舌红苔黄脉数等症；或精血亏耗，阴虚阳亢而虚热虚火内生；症见五心烦热，或骨蒸潮热，失眠盗汗，舌红少苔脉细数；或虚火上炎之牙痛，咽痛颧红升火等症。

外感风热、感受火邪，感寒从阳化热，湿郁发热，气郁化热，风与燥从阳化热化火，阳气过盛化火，五志过极化火，阴虚阳亢之虚热虚火。

（2）火毒

> 火毒壮热烦不眠，躁扰发狂神昏谵，
> 疮肿局部见脓血，脉数有力苔黄干。

注

脑的神志疾病多见于阳亢，火盛。实热实火、虚火、郁火、痰火、心火、肝火，火证几乎见于所有精神疾病中。火热灼津或气机运行障碍，会影响人体气血津液运行而产生痰浊、水湿、瘀血等，这些病理产物又会影响气机运行，互为因果。七情伤及脏腑产生痰瘀湿火，上蒙清窍出现神机失用等病。治火毒当泻火解毒。

2. 火邪为病总诀

> 躁热过极火来犯，实火病急因外感，
> 火毒疮肿脉搏数。心火昏谵口舌烂，
> 肝（胆）火眩晕目赤痛，脾火唇肿口渴烦，
> 胃火口渴牙龈痛，肺火咳血黄稠痰。
> 肾火晕鸣五心热，消瘦盗汗腰膝软。
> 大肠便秘肛门（灼）热，小肠尿痛口舌烂，
> 膀胱血尿淋浊癃（闭）；虚火潮热五心烦，
> 肺阴不足咳少痰，心阴悸忡又失眠。
> 肝肾阴虚头眩晕，耳鸣遗精腰膝酸。
> 脾胃阴伤虚火旺，口渴欲饮口燥干。
> 阴虚火旺要滋阴，气虚内热用甘温，
> 实火要用苦寒剂，阳气衰败温补肾。
> 火热温性都相近，燔热伤津阳热盛，
> 热渴面红脉洪数，动风动血发斑疹。
> 心肝受灼则狂躁，营热疮惊抽搐昏。

注

燥热过极都因火来犯。实火发病急,因外感而起。火毒则发红肿疮疡,口舌唇溃烂,脉数。心火扰神则神昏谵语,且见口舌糜烂。

肝胆火热则头晕目眩,目赤肿痛。脾火则口唇红肿疼痛,口渴烦躁。胃火则口渴,牙龈肿痛。肺火则咳血,咳吐黄稠痰。

肾火则头晕耳鸣,五心烦热,消瘦盗汗,腰膝酸软。大肠热则便秘,肛门灼热。小肠热则尿痛尿急,口舌糜烂。

膀胱热则血尿,淋浊,癃闭。虚火则潮热盗汗,五心烦热。

肺阴不足之热则干咳,咳嗽少痰。

心阴虚之虚热则心悸,怔忡失眠。

肝肾阴虚之虚热则头晕目眩,耳鸣遗精,腰膝酸软。脾胃阴伤之虚火旺盛则口渴欲饮,口燥咽干。

阴虚火旺要滋阴,气虚内热用甘温,实火要用苦寒剂,阳气衰败要温补肾阳。

火、热、温性质都相近。高热燔热损伤阴津,阳热内盛,大热大渴,面红,脉洪数。高热易动风,动血,发斑疹。

心肝受灼则狂躁,营血热则患高热,疮疡,惊厥,抽搐,昏迷。

火邪总见脉数。实火则见脉洪数,洪大数,弦数,滑数等脉,虚火多见脉细数或细弦数。火多见苔黄舌燥。大肠火、小肠火、膀胱火热。

注意:学习本书者应着重对比记用本书口诀中的阴证、阳证、火证、热证、水证湿证。疾病虽变化无穷,总不离阴阳;阴阳总不离水火。中医师必须知道水火,治病必须注重水火(寒热水湿、火热湿)。

十、病机19条

(1)诸风掉眩,皆属于肝。(2)诸痛痒疮,皆属于心。

(3)诸湿肿满,皆属于脾。(4)诸气膹郁,皆属于肺。

(5)诸寒收引,皆属于肾。(6)诸痿喘呕,皆属于上。

(7)诸厥固泄,皆属于下。(8)诸暴强直,皆属于风。

(9)诸病水液,澄澈清冷,皆属于寒。(10)诸痉项强,皆属于湿。

(11)诸胀腹大,皆属于热。(12)诸病有声,鼓之如鼓,皆属于热。

(13)诸转反戾,水液混浊,皆属于热。(14)诸呕吐酸,暴注下迫,皆属于热。

(15)诸热瞀瘛,皆属于火。(16)诸禁鼓慄,如丧神守,皆属于火。

(17)诸逆冲上,皆属于火。(18)诸躁狂越,皆属于火。

(19)诸病胕肿,疼酸惊骇,皆属于火。

病机19条新诀:

> 诸痛痒疮属于心,诸气膹郁因肺成,
> 诸湿肿满属于脾,诸寒收引属于肾,
> 诸风掉眩属于肝,诸暴强直由风生,
> 诸痉项强因于湿,寒则水液清稀冷,
> 诸痿喘呕皆属上,诸厥固涩属下因。

热则诸胀腹大形，鼓之如鼓病有声，
诸转反戾水液混浊，暴注下迫呕酸症。
因于火则热瞀瘛，诸逆冲上躁狂越病，
痛酸惊骇病胕肿，诸禁鼓慄丧守神。

注

为终身实用，应背记此诀。请对照原文理解此诀。

十一、疾病传变

疾病传变波及扩，再使该处发病变，
表病入里里出表，经焦卫气营血传，
脏脏脏腑腑府传，形脏内外可传变。
病性转化寒化热，由热转寒都常见。
由实转虚虚致实，气虚致瘀实证变。
疾病传变体质定，病邪地气生活鉴。

注

疾病的传变是指某一部位的病变，可为其他部位波及扩展，从而引起波及扩展所至的那个部位的病变。

病位传变常见：

①表里出入：表病入里，里病出表。

②外感病传变：包括六经传变、三焦传变、卫气营血传变。

③内伤病传变：脏与脏、脏与腑、腑与腑、形脏内外传变（通过形体而内传相关之脏腑，或脏腑病变影响形体：如肝肾虚引起目疾）。

④病性转化有：寒热转化和虚实转化。由寒化热、由热转寒。由实转虚，因虚致实（如气虚引起血瘀，血瘀为实证）。

疾病传变与体质因素有关（素体阳虚感受外邪可从阴化寒）、病邪因素（如火热之邪、风邪、暑邪等传变快、湿邪传变较慢），地理和气候因素（如高燥之地人群感邪后易化热、化燥），和生活因素（如素有保护意识者很少外感。情志、饮食、劳逸对外邪反应各异）。

第九章　防治原则

一、预防疾病

防治疾病防为主，未病欲病已病分，
未病先防病防变，强正抗病防邪侵。
强正调神顺自然，锻炼调养脾胃肾，
饮食忌宜和药膳，药物推拿和灸针。
防邪避邪药物防，早期诊断防传变，
阻截病传之途径，未受邪地当先安。
脏腑功能协调寿，肾精肾气充盛健，
与天地融体长寿，因人而宜恒保健。

注

防治疾病要以防为主，治病其次。中医将疾病分为"未病，欲病，已病"3类，是中医学最早的三级预防概念。"上医医未病之病，中医医欲病之病，下医医已病之病。"做到未病先防，既病防变，增强正气，提高抗病能力和防止病邪侵害。

要增强正气就养身，古称"摄生、道生、保生，"即调摄保养自身生命之义。

中医养生的基本原则是：养性调神、形神共养、恬淡虚无、真气从之、精神内守，顺应自然、和于术数与自然界气候昼夜共与沉浮（起居），护肾固精、"房室勿令竭乏，按摩、食疗、针灸，注意保肾，劳逸结合，持之以恒适度地形体锻炼，调养脾胃，调摄饮食忌宜，调合五味与药膳强身，药物推拿，针灸保健。

防止病邪侵害：当避邪气，夏防暑、秋防燥、冬防寒，避疫毒与意外伤害。药物预防如茵陈、贯众防肝炎等。做到早期诊断，早治疗。

既病防止传变，阻截病传途径，如太阳经病争取在早期治疗。先安未受邪之地，如"见肝之病，知肝传脾，当先实脾"。总之，脏腑功能协调者寿，肾精肾气充盛者寿，与天地融为一体者寿，因人而宜，恒以保健。

二、治则

治病求本最高层，病因病机病本质，
整体辨证定治则，治法针对病证治。
八大治法汗吐下，和温清补消措施。
治病求本标本缓，同病异治异同治，
正治为逆与证逆，反治从治假象治。
正治寒者热之法，热者寒之虚补之，
实则泻之治实证，反治热因热用治，
寒因寒用塞因塞，通因通用真实使。

注

治病求本是治疗疾病时，通过辨析其病因病机，抓住疾病的本质，并针对疾病的本质进行治疗。是中医学治疗疾病的指导思想，治病求本是中医的最高层次，是中医历来的治疗目的。

治则是治疗疾病时必须遵循的基本原则，是在整体观念和辨证论治指导下而制定的治疗疾病的原则、准绳。如扶正祛邪、调整阴阳、正治反治、治标治本、三因制宜等都叫治则。

治法，是在一定治则指导下制订的针对疾病与证的具体治疗大法，或叫方法，或叫措施。中医有汗、吐、下、和、温、清、补、消8大治法，灵活施用。

中医治病的三大原则是：治病求本、标本缓急（急则治标、缓则治本、标本同治）、同病异治和异病同治。

正治又叫逆治，是与证相逆的治法。

反治又叫从治，是顺从疾病假象而用的治法。属于正治法的治则有寒者热之（以热药治寒证），热者寒之（以寒药治热证），虚则补之（以补益药治虚证），实则泻之（以攻邪实药治实证）。

属反治法的治则有热因热用，寒因寒用，塞因塞用，通因通用。热因热用是以热药治热，用热性药物来治疗具有假热征象的真寒假热证。寒因寒用是以寒治寒，用寒性药物来治疗假寒证。塞因塞用是以补开塞，用补虚药物来治疗具有闭塞不通症状的真虚假实证。如血虚闭经，津虚便秘，气虚便秘，脾气虚腹胀等。

通因通用是以通治通，用通利药物来治具有通泻症状的真实假虚证。如瘀血性崩漏，热结旁流，食积性腹泻等。

三、治标与治本

> 正气为本邪为标，病机为本症状标，
> 旧原病本新继标，脏精为本表经标。
> 急则治标保生命，缓则治本原宿疗。
> 标本兼治慢性病，扶正祛邪单合疗。

注

标与本是相对而言。标与本常用于概括说明事物的现象与本质，中医学用此来概括病变过程中矛盾的主次先后关系。

以邪正而言，正气为本，邪气为标。以病机与症状而言，病机为本，症状为标。以疾病先后而言，旧病、原发病是本，新病、继发病为标。以病位而言，脏腑精气病为本，肌表经络病为标。"急则治标"以保存生命，利于继续治疗。如二便闭塞，喘脱，大出血等必须治标为先。

缓则治本是为了①治疗疾病的本质；②或直接治疗原发病宿疾。"标本兼治"用于治疗标和本都不太急的疾病。如增水行舟；益气解表。

四、扶正祛邪单合疗

扶正与祛邪可单独施用，也可同时运用，还可先后运用。

①扶正是扶助正气，增强体质，提高机体抗病能力，用治虚证和真虚假实。如：益气、养血、滋阴、温阳、填精、补津等都属扶正治法。扶正用以治疗正虚为主要矛盾的疾病。

②祛邪是祛除病邪，使邪去正安，用治实证和真实假虚证。如：发汗、涌吐、攻下、消导、化痰、活血、散寒、清热、祛湿等都属祛邪治法。祛邪用治以邪实为主要矛盾的疾病。

③扶正兼祛邪，即以扶正为主，辅以祛邪，用治正虚为主的虚实夹杂证。

④祛邪兼扶正，即以祛邪为主，辅以扶正，用治邪实为主的虚实夹杂证。

⑤先扶正后祛邪，即先补后攻，用治以正虚为主，机体不耐攻伐者。这样，不会造成因攻邪而伤正之弊，以防"贼去城空"，待身体能承受攻邪时再攻伐祛邪。

⑥先祛邪后扶正，即先攻后补，适用治邪盛为主，若扶正反会助邪；或用治正虚不甚，邪实方张，正气还耐攻伐者。这时先祛邪，使邪气速去则正易复。

五、调整阴阳

> 调整阴阳平为期，泻其阳盛兼滋阴，
> 损其阴盛兼扶阳，阴或阳盛之实证。
> 阴阳互制调阴阳，阴虚则热虚热治，
> 阳虚则寒虚寒证，阴病治阳补阳治，
> 阴阳互济调阴阳，补阴药佐补阳治。
> 阴阳并补治两虚，回阳救阴救亡失。
> 寒寒热热治格拒，越上引下升清施。

注

调整阴阳是因为疾病的发生是阴阳平衡遭到破坏而出现偏盛偏衰的结果，调整阴阳，补偏救弊，恢复阴阳平衡，是治病的根本法则之一。"谨察阴阳之所在而调之，以平为期。"

"泻其阳盛"用于"阳胜则热"的实热证，用寒凉药物泻伐盛之阳热，即"热者寒之"。阳偏盛者"阳盛则阴病"，导致阴气亏虚，不宜单纯清泻阳热，要配以滋阴之品兼顾滋补阴气的不足，以清伐阳盛之实证。

"损其阴盛"用于"阴胜则寒"的实寒证，用温热药物清解偏盛之阴寒，即"寒者热之"。阴偏盛者"阴盛则阳病"，导致阳气不足，不宜单纯温散其寒，要配以扶阳之品兼顾温扶阳气的不足。以温散阴盛之实证。

阴虚或阳虚都要补其不足，即"虚则补之"。有5种治则：

①阴阳互制之调补阴阳。对阴虚不足以制阳而阳气相对偏亢的虚热证，治当滋阴以制阳，即唐·王冰所说："壮水之主，以制阳光"，亦称"阳病治阴"，治阴就是补阴，此处"阳病"的含义为：阴虚导致阳气相对偏亢，补阴就达平衡。那么，对阳虚不足以制阴而致阴气偏盛的虚实，治宜扶阳以抑阴，即王冰说"益火之源，以消阴翳，"亦称"阴病治阳"，治阳就是补阳，此处"阴病"的含义为：阳虚导致阴气相对偏盛，补阳就达平衡。

②阴阳互济之调补阴阳。阴阳互生互济，互根为用，补阳时适当佐以补阴药，叫阴中求阳，（阳得阴助而生化无穷）。补阴时适当佐以补阳药，叫阳中求阴（阴得阳升而泉源不竭）。

③阴阳并补，即滋阴壮阳药同用。

④回阳救阴用治阴阳之失。亡阳者当回阳固脱。亡阴者当救阴固脱。

⑤用反治法施治阴阳格拒之寒热真假病证。阳盛格阴的真热假寒证的本质是实热证，要清泻阳热，即寒因寒用（寒寒）。阴盛格阳的真寒假热证的本质是实寒证，要温阳散寒，即热因热用（热热）。

阴阳是辨证总纲，常用的解表攻里、越上引下、升清降浊、虚实补泻、开鬼门洁净府等治法也属于调整阴阳的范围。

六、调精

> 肾精亏虚长育迟，生殖力低不孕育，
> 气血神生化不足，填精补髓治精虚。
> 水谷精亏面无华，昏眩消瘦倦乏虚。
> 固精先后天精失，生殖之精大量失，
> 遗滑早泄泄不止，肾气不固补肾气。
> 蛋白尿或乳糜尿，造成水谷精丢失，
> 精力不支面无华，眠忘消瘦少气力。
> 疏精精瘀精道痛，头晕坠胀又腰痛，
> 精索小核结串珠，肝失疏泄败精祟。

注

补精用治先天肾精或后天水谷之精不足的精虚证。肾精亏虚则生长发育迟缓，生殖机能低下，不孕不育，气血神生化不足，治当填精补髓。水谷之精不足则见面色无华，头昏目眩，消瘦、疲倦乏力等虚弱诸症，治当食补并健脾。

固精用治先天生殖之精或后天水谷之精大量丢失的失精证。生殖之精大量丢失则因滑精、遗精、早泄或精泄不止所致，病机多属肾气不固，治当补益肾气。水谷之精大量丢失因长期蛋白尿或乳糜尿所致，兼精力不支、面色不华、失眠健忘、消瘦、少气乏力，治当补脾气以摄精。

疏精用治精瘀证。精瘀是阴器脉络阻塞，因败精、浊精郁结滞留而难以排出，也可因肝失疏泄，气机郁滞致排精不畅，症见精道疼痛、头晕、睾丸小腹坠胀，腰痛、精索小核硬结似如串珠状，治当疏精通路散结。

七、调气

> 气虚补益肺肾脾，着重脾气之补益。
> 气滞当行气逆降，气陷当升又补气，
> 气脱益气又固脱，气闭顺气开窍闭。
> 胃肺之气宜下降，脾升肝升疏发气。

注

补气用治气虚证。肾中先天之气为元气，脾胃化水谷之精所化之气为后天之气以及肺吸气的自然界清气三者组成人体之气，而卫气、营气、宗气及元气的充盛与否，与脾胃后天化生水谷之气的能力强弱与否密切相关，因此，气虚当补益肺肾脾，更应着重补益脾气。

调理气机用于气机失调的病证。气滞当行气，气逆当降气，气陷当升气又补气，气脱当益气固脱，气闭当顺气开窍通闭。胃气、肺气宜下降当降气，脾气主升当升气，肝气升发又疏泄，治当畅其升发之性。

八、调血

> 血虚主要肝和心、血的生成脾胃肾。

　　　　血运失常出血瘀，血寒成瘀主要因。
　　　　出血血热气虚瘀。血瘀活血血寒温。
　　　　出血止血当灵活，清热补气活血拯。

注

　　补血用治血虚证。血虚主要见于肝、心两脏，故补血用治肝血虚证和心血虚证。血的生成与脾胃肾关系密切，"脾胃为后天之本"，"气血生化之源"，因此，活血虚证在调治肝、心、脾、胃、肾等脏腑时，当着重对脾胃的补养。

　　调理血运用于血的运行失常，主要有血瘀、出血等。血寒是成血瘀的主要病机。

　　出血的主要病机是血热，气虚和血瘀。血瘀当活血化瘀。血寒而瘀者当温经散寒活血。出血宜止血，当根据出血的病机不同而灵活施用清热、补气、活血诸法。

九、调津液

　　　　津液不足肺胃肠，滋阴润燥饮足量，
　　　　实热伤津要清热。祛除水湿痰饮伤。
　　　　湿盛祛化利水湿，利水消肿肿鼓胀。
　　　　化痰逐饮治痰饮，肺脾肾肝水液障。

注

　　滋养津液用于津液不足的肺燥、胃燥和肠燥等证。调治津液不足，一是要饮入足够的水量，二是用滋阴润燥的药物。如因实热伤津者，要清热生津。

　　祛除水湿痰饮用治水湿痰饮所伤之证。湿盛当祛湿、化湿、利湿。利水消肿用治水肿或水臌。化痰逐饮用治痰饮。水液代谢障碍多责之于肺脾肾肝，宜从调治肺脾肾肝治水湿痰饮。

十、调理精气血津液

　　　　气虚致血虚补气，辅以补血双补卓。
　　　　气虚血瘀补气活，气滞血瘀行气活，
　　　　气虚不能摄血者，补气收涩温经作。
　　　　血虚不养而气虚，补血为主辅益气。
　　　　气随血脱益气固，病缓之后补血治。
　　　　气不摄津补气摄。气虚津虚补气津。
　　　　气不行津湿痰饮，补气行气以行津。
　　　　津停气阻湿痰饮，治之同时行气滞。
　　　　气随津脱补气脱，辅以补津疗效奇。
　　　　精与气可互化生，气滞精阻疏利精。
　　　　精不化气致气虚，气不化精精亏损，
　　　　补气填精并用施。精血同源补血精，
　　　　津血同源补血津，养血润燥可生津。

注

①调理气与血

气虚致血虚当补气为主，辅以补血或气血双补则疗效卓越。气虚致血瘀宜补气为主，辅以活血化瘀。气滞致血瘀当行气为主，辅以活血化瘀。气虚不能摄血者，以补气为主，辅以收涩或温经止血。

血虚不足以养气而致气虚者，当补血为主，辅以益气。气随血脱者，应首先益气固脱以止血，待病势缓和后再行补血，此即"有形之血不能速生，无形之气所当急固"。

②调理气与津液

气不摄津而津液丢失者，宜补气摄津。气虚使津液化生不足者，当补气生津。气不行津致水湿痰饮者，要补气、行气、以行津。津停而气阻者，应在治水湿痰之时，辅以行气导滞。气随津脱者，急当补气以固脱，辅以补津。

③调理气与精

精与气互相化生。气滞致精阻当疏利精气。精亏不化气致气虚者，或气虚不化精而精亏者，要补气与填精并用。

④调理精血津液

"精血同源"，因此血虚者在补血之时可填精补髓。精亏在填精补髓时同时补血。"津血同源"，因此，津血亏少或津枯血燥者，应补血养津或养血润燥同用。

十一、三因制宜

三因制宜时地人，时令气候治则定。
用热远热温带夏，用寒远寒寒冬冷，
用温凉药远温凉，秋燥用药应濡润，
暑湿清暑兼化湿，月生无泻应记清。
阴虚午后多潮热，湿温不扬午后甚。
脾肾阳虚五更泄，子午流注讲时辰。

地域差别治则变，温暖湿地开泄戒。
高寒之地宜麻桂，地方疾病有特点。
因人制宜定治则，男女老少针对治。
妇女经带胎孕产，胞宫乳痈慎禁使。
男子精虚调理肾，体质寒热与虚实。

注

三因制宜也是中医学的特色之一，中医把天地、季节、气候、昼夜都纳入了辨证施治范畴。因时、因地、因人而制定治疗原则。因地因时制宜："用热远热，用温远温"即用温热药治病要结合季节是否是热季，地域是否是温热之地，如是则应谨慎用热药。"用寒远寒，用凉远凉"与此同义。

在秋天用药应濡润，暑季多湿应清暑兼化湿。"月生无泻，月满无补，月郭空无治"，这是视时而调治，中医师应记清。阴虚者午后多潮热，湿温身热不扬多在午后更甚，脾肾阳虚者在五更泄泻，这都是时间不同而发作的病，制定治则应有针对性。针灸"子午流注针法"

就是根据不同时辰而有取经定穴的特异性。

因地制宜是因地域不同而采取不同的治则，治温暖湿地居住人群之病，使用开泄的麻黄、桂枝宜警戒，因其腠理开泄疏积。治高寒之地的居住人群宜麻桂，因其腠理紧闭。某些地方还有特殊的地方病，治法宜异。

因人制宜：是对不同的人制定不同的治法。男女老少要有针对性治疗，小少病、老年病、男性病、女性病各有其特殊性。少年填补，老年慎泻为因人制宜。闭塞不通者用塞因塞用之法，生殖之精病，要注重调治肾。还要注意患者体质之寒热虚实不同与其"从化"的倾向。偏阳盛或阴虚者要慎用温热药，偏阴盛或阳虚者要慎用寒凉药。体质壮实者攻伐药可稍重（中满者泻之于内），体弱者宜补益。

附：西医学的心肺脾肝肾疾病

一、西医心血管疾病

（一）心律失常

窦性心律失常：（窦性心动过速/缓），窦性心律不齐，窦性停搏。

异位心律失常：

1. 被动性异位心律：房性异搏及房性异搏心律；室性异搏及室性异搏心律；房室交界区异搏及交界区异搏心律。

2. 主动性异位心律：期前收缩（房性期前收缩、室性期前收缩、房室交界区性期前收缩），阵发性心动过速（房性心动过速、室性心动过速、房室交界区性心动过速）；心房扑动和心房颤动。心室扑动和心室颤动。

非房室房室交界区性期前收缩，非房室交界区性心动过速/缓。

3. 折返性心律：阵发性心动过速（常见房室节折返、房室折返、心室内折返）。

4. 房室间传导途径异常：见于预激综合征。

5、心脏传导异常：窦房传导阻滞，病态窦房结综合征。房内传导阻滞，室内传导阻滞。房室传导阻滞（一度、二度、三度传导阻滞）。

束支或分支传导阻滞（左、右束支传导阻滞，左束支的分支传导阻滞）。双分支传导阻滞，三分支传导阻滞。

（二）心脏各病

心肌缺血、无症状性心肌缺血，心肌梗死，急性 ST 段抬高性心肌梗死，ST 段改变，T 波改变，心肌梗死后综合征；稳定型心绞痛，血管痉挛性心绞痛，急性冠状动脉综合征，主动脉夹层，急性肺动脉栓塞，心脏肿瘤，心室壁瘤，夹层动脉瘤，细菌性动脉瘤，心脏破裂，扩张性心肌病，肥厚性心肌病，限制性心肌病，肥厚型梗阻性心肌病，心房肥大，心室肥大，心脏压塞，脚气性心脏病，心血管神经症；急/慢性心力衰竭，左、右心力衰竭，收缩期/舒张期心力衰竭，心脏骤停，心脏性猝死。

动脉粥样硬化：主动脉粥样硬化，冠状动脉粥样硬化，颅脑动脉粥样硬化，肾动脉粥样硬化，肠系膜动脉粥样硬化，四肢动脉粥样硬化，闭塞性周围动脉粥样硬化，静脉血栓症。

先天性心血管病：房间隔缺损，室间隔缺损，动脉导管未闭，肺动脉瓣狭窄，二叶主动脉瓣狭窄，三尖瓣下移畸形，先天性主动脉瓣缩窄，主动脉窦动脉瘤，法乐四联征，艾森门格综合征。

感染性心脏病，脚气性心脏病，急、慢性心包炎，缩窄性心包炎，自体瓣膜心内膜炎，非细菌性血栓性心内膜炎，心包积液。

原发性高血压（神经、肾脏、激素、血管、胰岛素抵抗等因素引起高血压），继发性高血压。

心脏瓣膜病：二尖瓣狭窄，急、慢性二尖瓣关闭不全，主动脉瓣狭窄，主动脉瓣关闭不全；多瓣膜病（二狭伴主闭，二狭伴主狭，主狭伴二闭，二闭伴主闭，二狭伴三狭，二狭伴肺动脉瓣关闭不全）。

还应该注意：脑心综合征、颈心综合征、胆心综合征、胰心综合征、胃心综合征、胃－结肠－心综合征、心声带综合征、肩手综合征，假性心脏病、肥胖性心脏病、血栓闭塞性脉管炎、深静脉血栓形成、心神经官能症等。

以上不足处，望学习者再总结。下同。

（三）西医心血管疾病的症状、体征（供中医师参考）

心血管病呼吸难，心悸胸痛肿发绀，
咳哑恶呕上腹胀，头痛晕厥头昏眩。
心脏望诊颈静怒，水肿贫血和发绀。
风湿红斑皮结节，杵状指是先心鉴。
肺动高压或二狭，两颧紫红暗红见。
感染性心内膜炎，奥氏结节和瘀点。
心脏触诊心尖搏，颈静充盈毛管搏，
下肢水肿肝脾大，肝颈静脉反流作。
心脏叩诊浊音界。听诊心包摩擦音，
心律失常肺湿啰，心脏杂音额外音，
心音异常枪击音，周围动脉有杂音。
血管狭窄粥样硬，心衰冠心心肌梗，
心律失常肺水肿，高压低压痛憋闷，
血栓栓塞脑溢血，疲劳气短慌悸怔，
挤压贴物缩窄感，烦躁灼热窒息症
咳嗽呼难夜晚坐，发绀胸腹水肿症，
神志迟钝尿量减，苍白湿冷大汗淋，
颈静怒张肝肿大，大小干啰湿啰音，
上腹顽胀恶呕呃，乏力休克晕厥昏。
少尿多尿青光眼，脑血栓出缺血梗，
紫纹多毛向心胖，猝死视物黑矇症，
黄疸肝硬胆汁瘀，下肢发凉或跛行，
麻木腿软鼻衄血，背痛肌肉关节疼，
颈项板紧失重感，恶病质是心源性，
抽搐短暂意识丧，皮肤黏膜瘀点呈，
炎症败血寒战热，脑水缺氧肾衰症

注

心血管疾病的常见症状有：呼吸困难，心悸，胸痛（胸骨后痛，背痛，心前区痛或放射至左胸左臂内侧、无名指和小指），水肿（胸水、腹水、腿肿呈凹陷性），发绀，咳嗽，音哑，恶心呕吐，上腹胀痛，头痛，晕厥，头昏，眩晕等。

①望诊：是否有劲静脉怒张，水肿，贫血或发绀。如有环形红斑、皮下结节等有助于诊断风湿热。两颧呈紫红色或暗红色有助于诊断二尖瓣狭窄和肺动脉高压。杵状指（趾）可能是从右至左分流的先天性心脏病。皮肤黏膜的瘀点、奥斯勒结节（Osler 结节）、Janeway 点可能是感染性心内膜炎。"Osler 结节"编者译作："奥斯勒结节"。"Janeaway 点"编者译作："简勒韦点"。

②触诊：触诊是查有无心尖搏动异常，毛细血管搏动，静脉充盈或异常搏动，脉搏的异常变化，肝颈静脉反流征，肝脾大，下肢水肿等。

③叩诊：查是否有心界增大等。

④听诊：查有无心音的异常变化，心包摩擦音，心律失常，肺部湿啰音，心脏杂音，额外心音，心音异常如枪击音，周围动脉的杂音等。

心律失常：心律失常要查看其存在和类型、频繁程度、诱发因素和起止方式等对患者造成的影响，产生症状或存在的潜在预后意义，对药物和非药物方法（如体位、呼吸、活动的反应）。

心脏颤动：心室颤动、心房颤动（中青年有孤立性房颤）。

房颤的轻重程度受心室率快慢的影响。房颤的规律极不规则，脉搏短绌，房颤并发栓塞的危险性甚大。

顺诀释义：心血管病：血管狭窄，血管粥样硬化，心衰，冠心病，心肌梗死，心律失常，肺水肿，高血压，低血压，胸痛憋气胸闷，血栓，栓塞，脑溢血等等，心源性恶病质，都属于心脏病症状。

心血管病症状：疲劳、气短、心慌、心悸、怔忡，挤压感，贴物感，缩窄感，烦躁，灼热感，窒息感。咳嗽，呼吸困难，夜间阵发性呼吸困难可端坐缓解。

心血管病症状以外的症状：

发绀：皮肤黏膜、口舌唇耳部周围紫绀和指端发紫绀，皮肤黏膜瘀点瘀斑。

水肿症，肺水肿，胸水，腹水，下肢肿。神志迟钝，尿量减少，面色苍白，皮肤湿冷，大汗淋漓，颈静脉怒张，肝肿大，肺部大小干湿啰音，上腹顽胀，恶心呕吐，呃逆，休克，乏力，晕厥，头昏头晕，少尿，多尿，紫纹，多毛，向心性肥胖，下肢发凉或间歇性跛行，麻木，腿软，鼻衄血，背痛、肌肉关节疼痛，颈项板紧，失重感，抽搐，短暂性意识丧失，猝死；黑蒙，青光眼，脑血栓，脑出血，脑缺血，脑梗死，黄疸，肝硬化，胆汁瘀阻。

心脏炎症引起败血症则寒战高热，脑水肿，脑缺氧，肾衰竭等。

二、西医学的肺胸部疾病

肺结核，肺结核转移播散，肺淋巴结肿大，肺淋巴结肿大转移播散，肺水肿，肺间质水肿，（良、恶性）胸腔积液，肺不张，支气管扩张，肺充血，肺血栓，肺栓塞，肺梗死，肺萎缩，肺内瘢痕，肺结节病，尘肺（矽肺），肺纤维化，肺过敏性疾病，嗜酸粒细胞性肺炎，肺汉斯细胞组织增生症，肺淋巴管平滑肌瘤病，肺泡蛋白沉着症，特发性肺含铁血黄素沉着症，急、慢性呼吸衰竭，肺泡微结石，慢性阻塞性肺病，肺囊肿，先天性肺囊肿，肺内占位性病，肺肿瘤，肺癌，肺癌转移，肺癌霍纳综合征，气管移位，气胸，肺大泡，弥漫性泛细支气管病变，肺动脉高压，慢性肺源性心脏病，肺或气道内异物堵塞，肺鳞状上皮化生，肺透明膜形成，肺杯状细胞和积液，肺细胞肥大和增生，肺寄生虫病。

胸廓畸形，胸膜增厚或萎缩，胸膜粘连，胸膜炎，胸痛，肋间神经痛。

（一）肺胸部炎症性疾病

支气管肺炎，肺脓肿，肺曲霉菌病，细菌性肺炎，肺炎球菌肺炎，衣原体肺炎、支原体肺炎，真菌性肺炎，病毒性肺炎，脱屑性间质性肺炎，传染性非典型肺炎，高致病性人禽流感病毒性肺炎，肋软骨炎，胸部带状疱疹。

（二）肺病体征

杵状指，三凹征，胸廓内陷或隆凸，气管移位，霍纳综合征；干、湿啰音，呼吸时呼吸音的性质、音调、强度改变，呼吸音减弱或消失。

（三）呼吸困难

吸气性呼吸困难（严重时有三凹征），呼气性呼吸困难，混合性呼吸困难，左、右心衰，心源性呼吸困难，睡眠呼吸暂停综合征，急性呼吸窘迫综合征。

（三凹征：吸气性呼吸困难，严重时有三凹征：胸骨上窝，锁骨上窝，肋间隙和腹上角，在吸气时明显呈凹陷，因喉和气道狭窄或梗塞、炎症、水肿、肿瘤或异物堵塞引起的吸气性呼吸困难。

肺癌霍纳综合征的肺外症状表现：肺癌包块压迫颈部交感神经则见上睑下垂，眼球内陷，瞳孔变小，同侧胸壁和额部少汗或无汗，头痛，咽部充血，咽炎，鼓膜炎，中耳炎，喉炎，扁桃体炎，颈部淋巴结肿大，鼻窦炎，关节炎，甲状腺炎，脑炎，吉兰－巴雷综合征，嗜睡，精神萎靡，休克，心衰。肺癌包块压迫臂丛神经则有腋下、上肢内侧火灼样痛，以夜间为甚。

（四）肺疾病的肺部症状

咳嗽，咯痰，咯血，痰中带血，气喘，哮鸣，气促气急，呼吸困难，发绀，呼吸衰竭，胸痛胸闷，胸塞感，呼吸不畅，声音嘶哑，讲话困难，鼻衄，鼻翼煽动。

（五）肺外症状

肺疾病有肺部症状以外的症状表现：头痛，腹痛，腹泻，倦怠乏力，盗汗、午后潮热、消瘦，全身肌肉酸痛，贫血，食欲减退，咽炎，咽部充血水肿，喉炎，扁桃体炎，鼓膜炎，中耳炎，鼻窦炎，关节炎，眼结膜炎，甲状腺炎，脑炎，嗜睡，精神萎靡，瞳孔缩小，眼球内陷，颈淋巴结肿大，吉兰－巴雷综合征，休克，心力衰竭。

肺脓肿之脓毒症还可引起疮、疖、痈和骨髓炎。

（六）吸烟

引起6种致死性疾病：慢性阻塞性肺病，下呼吸道感染，肺结核，肺癌，缺血性心和脑血管病。

（七）普通感冒

咳嗽，喷嚏，流涕，鼻后滴漏感，清水样涕，咽干咽痒，发热恶寒，烧灼感，头痛，流泪，眼结膜充血水肿且有分泌物，味觉迟钝，呼吸不畅，声音嘶哑，讲话困难。

（八）流感（病毒性流行性感冒）

起病急，高热，头痛，乏力，眼结膜炎，全身肌肉酸痛，呼吸道卡他症状，重者呼吸道柱状上皮细胞变性、坏死和脱落；后期出现鳞状上皮化生，纤毛变短粘连、倒伏、脱失；发展为肺炎支气管肺炎则肺充血水肿，肺泡内含有纤维蛋白和渗出液。

流感分为单纯型、胃肠型、肺炎型和中毒型。

切记：无论西医啥病症，按中医理论辨证施治。

三、西医学的脾胃脘腹部疾病

胃食管反流病，食管癌，胃癌，肠癌，胰腺癌，原发性肝癌。

胃炎（急性胃炎，慢性胃炎，腐蚀性胃炎，感染性胃炎，克罗恩病）。

消化性溃疡：复合性溃疡，幽门管溃疡，球后溃疡，巨大溃疡，老年人溃疡，儿童期溃疡，无症状性溃疡，难治性溃疡。

肠结核：溃疡性结核，增生性结核，混合性结核，结核性腹膜炎，炎症性肠病。

结核性腹膜炎：急性腹痛，或突发高热。常见低热、中等热，呈弛张热或稽留热，可有盗汗；可伴有粟粒型肺结核，干酪样肺炎；后期营养不良，消瘦，水肿，腹水腹胀，腹部肿块，贫血，糊状样大便，舌炎，口角炎，口腔复发性溃疡，维生素 A 缺乏症等，可并发肠梗阻、肠瘘或腹腔脓肿等。

胃肠穿孔，幽门梗阻，肠梗阻，短肠综合征，肠瘘，胃肠吻合术后粘连或瘘管，腹腔脓肿，肠寄生虫病，肠易激综合征，肠黏膜屏障病变，功能性胃、肠病，急慢性腹泻，便秘，急慢性胰腺炎。

肝胆：原发性硬化性胆管炎，急、慢性肝病，脂肪性肝病，药物性性肝病，酒精性肝病，自身免疫性肝病，原发性胆汁性肝硬化，肝性脑病，上、中、下消化道出血，食管狭窄，门静脉高压性胃病，脾大，侧枝循环开放。

（一）脾胃脘腹部疾病的消化系统症状

反流，反酸，烧心，上腹灼热感，胸骨后胸痛（可放射到后背、后胸部、肩部、颈部、耳后疼痛），有时酷似心绞痛；吞咽困难，胸骨后异物感，早饱感，饱胀，餐后饱胀感，食物滞留感，哽噎感，咽下疼痛感，排便不净感，下坠感，坠胀感，胁痛，腹痛，腹泻，上腹痛，脘腹胀痞满，嗳气，打呃，恶心，呕吐，食欲不振，饮食减少，呕血，黑大便，黏液状脓血便，胆盐沉积，胆石症，厌油，黄疸，黄色瘤等。

（二）脾胃脘腹部疾病的消化系统以外的疾病或症状

咽喉炎，咳嗽咯血，哮喘，慢性咳嗽，吸入性肺炎，肺间质纤维化，胸腔积液，腹水，移动性浊音，关节炎，类风湿关节炎，强直性脊柱炎，皮肤结节性红斑，坏疽性脓皮病，头痛，夜盲，巩膜外层炎，前葡萄膜炎，骨软化，骨质疏松，甲状腺炎，少见的淀粉样变性，脱水，贫血，出血倾向，营养不良，恶病质，酸中毒，昏迷，休克，不规则低热，失眠，焦虑，烦躁，淡漠，健忘，抑郁，注意力不集中，干燥综合征，体倦乏力，瘙痒，皮肤色素沉着，皮肤面容紫铜色，欣快激动感，扑翼样震颤，氮质血症等。

切记：无论西医啥病症，按中医理论辨证施治。

四、西医学的肾、膀胱疾病

肾盂肾炎，膀胱炎，遗传性肾炎，肾小球疾病，急、慢性肾小球肾炎，急进性肾小球肾炎，继发性急进性肾炎，急进性过敏性间质性肾炎，重症毛细血管增生性肾小球肾炎，重症系膜毛细血管性肾小球肾炎，系膜增生性肾小球肾炎，新月体性肾小球肾炎，增生硬化性肾小球肾炎，链球菌感染后急性肾小球肾炎，乙型肝炎病毒相关性肾小球肾炎，糖尿病肾炎，隐匿型肾小球肾炎，系统性红斑狼疮肾炎，过敏性紫癜肾炎，肾周围脓肿，尿路感染；

尿酸性肾病，梗阻性肾病，常染色体显性多囊肾病，膜性肾病，骨髓瘤性肾病，薄基底膜肾病，继发性 IgA 沉积为主的肾小球病。

肾病综合征，肾炎综合征，尿道综合征，Alport（奥尔波特）综合征，Fanconi 综合征；

急慢性肾衰竭综合征，肾功能衰竭，尿毒症，肾小管酸中毒，肾小管萎缩，肾间质纤维化，肾小球内节断性内皮增生；肾囊肿，精囊腺囊肿，泌尿系统结石。

急性肾损伤，急性肾小管坏死，肾乳头坏死，肾髓质缺血性坏死；肾结核。

肾动脉狭窄，肾动脉栓塞或血栓，肾静脉血栓，高血压肾小动脉硬化，小动脉肾硬化症，恶性小动脉性肾硬化症，局灶性节断性肾小球硬化，肾梗死，肾癌，膀胱癌。

肾膀胱疾病引起肾膀胱疾病以外的疾病：

充血性心力衰竭，胃黏膜糜烂，胃黏膜出血，消化道出血，肺充血，肺水肿，胸腔积液，心包积液，心包填塞；

眼底出血或渗出，视盘水肿，前锥形晶状体，进行性近视，前极性白内障，后囊下白内障，眼睑下垂，进行性神经性耳聋；

腹壁疝，多囊肝，胰腺囊肿，脑动脉瘤，弥漫性平滑肌瘤，食管或女性生殖道弥漫性平滑肌瘤，血小板减少性紫癜，巨血小板减少症，高脂血症，血栓及栓塞并发症，血管钙化，动脉粥样硬化，不宁腿综合征，肌肉萎缩，肌无力；

下丘脑－垂体内分泌功能紊乱：甲状腺病变多见甲状腺旁腺功能亢进，甲状腺功能减低，性功能减退；慢性肾脏病－矿物质和骨异常（CKD – Mineral and Bone Disorder, CKD – MBD），骨性营养不良，高转化性与低转化性骨病，骨硬化，骨再生不良，混合性骨病，骨痛，自发性骨折，纤维性骨炎，骨骼囊样缺损，骨质疏松。

（一）肾膀胱疾病的临床表现

蛋白尿，血尿，白细胞尿，管型尿，脓尿，少尿，无尿，无症状性菌尿，水肿，高血压，贫血，腰痛，尿频、尿急、尿痛，尿路梗阻，膀胱输尿管反流，肾盂肾盏黏膜充血水肿，脓肿等。

（二）肾膀胱疾病以外的临床表现

疲倦乏力，纳差，食欲减少，感染，上呼吸道感染，视网膜斑点，躁动，意识障碍，谵妄，抽搐，昏迷，骨痛，瘙痒，皮肤黏膜干燥，肢体麻木，烧灼感，刺痛感，肌肉震颤或痉挛。

切记：无论西医啥病症，按中医理论辨证施治。